KERSTIN MENZEL

DIE HEILKRAFT VON MAGNESIUMÖL

KERSTIN MENZEL

DIE HEILKRAFT VON MAGNESIUMÖL

Wie Sie Ihr Gewicht reduzieren, besser schlafen und Krankheiten vorbeugen mit der transdermalen Magnesiumtherapie

riva

Bibliografische Information der Deutschen Nationalbibliothek
Die Deutsche Nationalbibliothek verzeichnet diese Publikation in der Deutschen Nationalbibliografie. Detaillierte bibliografische Daten sind im Internet über http://dnb.d-nb.de abrufbar.

Wichtiger Hinweis
Sämtliche Inhalte dieses Buches wurden – auf Basis von Quellen, die die Autorin und der Verlag für vertrauenswürdig erachten – nach bestem Wissen und Gewissen recherchiert und sorgfältig geprüft. Trotzdem stellt dieses Buch keinen Ersatz für eine individuelle medizinische Beratung dar. Wenn Sie medizinischen Rat einholen wollen, konsultieren Sie bitte einen qualifizierten Arzt. Der Verlag und die Autorin haften für keine nachteiligen Auswirkungen, die in einem direkten oder indirekten Zusammenhang mit den Informationen stehen, die in diesem Buch enthalten sind.

Für Fragen und Anregungen:
info@rivaverlag.de

Originalausgabe
4. Auflage 2018

Nymphenburger Straße 86
D-80636 München
Tel.: 089 651285-0
Fax: 089 652096

Redaktion: Palma Müller-Scherf
Umschlaggestaltung: Melanie Melzer
Umschlagabbildung: Ase/Shutterstock.com, Mona Makela/Shutterstock.com, PHOTOCREO Michal Bednarek/Shutterstock.com
Satz: inpunkt[w]o, Haiger
Druck: GGP Media GmbH, Pößneck
Printed in Germany

ISBN Print 978-3-86883-978-4
ISBN E-Book (PDF) 978-3-95971-330-6
ISBN E-Book (EPUB, Mobi) 978-3-95971-331-3

Weitere Informationen zum Verlag finden Sie unter

www.rivaverlag.de

Beachten Sie auch unsere weiteren Verlage unter www.m-vg.de

Inhalt

Magnesiumöl für gesunde Knochen und Muskeln

Magnesiumöl für den Stoffwechsel und die Verdauung

Magnesiumöl für die Frauengesundheit

Magnesiumöl für das Herz-Kreislauf-System

Magnesium unter der Lupe

Das ist Magnesium: Steckbrief

Mit der Ordnungszahl 12 und dem Kürzel Mg taucht es im Periodensystem auf, und auf unserer Erde hat es sogar einen festen Platz in den Top Ten: Magnesium ist das achthäufigste Element der Welt und nimmt dementsprechend großen Einfluss auf die Funktionen des täglichen Lebens. Oft ist uns das gar nicht klar – oder wussten Sie beispielsweise, dass die Erdkruste zu 2,5 Prozent aus Magnesium besteht? Auch in den Ozeanen ist das Leichtmetall dank seiner Wasserlöslichkeit in hoher Konzentration vertreten: Ein Kubikmeter Meer enthält mehr als ein Kilo! Entdeckt wurde Magnesium 1755 vom schottischen Physiker und Chemiker Joseph Black, der auch das Kohlenstoffdioxid entdeckte. Das reine Element stellte jedoch erst 1828 der Chemiker Antoine Bussy in winzigen Mengen her. Woher es seinen Namen erhielt, ist bis heute nicht vollends geklärt: Vermutungen zufolge war die kleinasiatische Stadt Magnesia in der heutigen Türkei Namenspatin des »Magnesia alba« (Magnesiumcarbonat). Nach anderen Quellen wurde »Magnesium« hingegen von der altgriechischen Bezeichnung für »Magnetstein« abgeleitet.

Wie alle Mineralstoffe und Spurenelemente gehört Magnesium zu den essenziellen Nährstoffen. Obwohl wir es nicht selbst herstellen können, ist es überlebenswichtig. Das gilt übrigens nicht nur für Mensch und Tier, sondern auch für Pflanzen. Erst Magnesium ermöglicht die Bildung von Chlorophyll (Blattgrün), das zur Fotosynthese erforderlich ist. Hierbei werden Kohlendioxid und Wasser unter Einwirkung von Sonnenlicht in Kohlenhydrate umgewandelt. Die sorgen dafür, dass die Pflanze wächst und gedeiht. Handelt es sich bei ihr um ein Lebensmittel, das wir verspeisen, kommt das Chlorophyll jedoch auch Menschen zugute. Denn das grüne Farbpigment ist eine wahre Vitalstoffbombe: Es versorgt uns unter anderem mit Magnesium. Warum das so wichtig für den menschlichen Organismus ist und wie Sie den Mineralstoff auf andere, sehr effektive Art zuführen können, das erfahren Sie auf den folgenden Seiten.

Mehr ist mehr: Ihr Magnesiumbedarf

Da Ihr Körper Magnesium als essenziellen Nährstoff nicht selbst produzieren und auch nur in geringen Mengen speichern kann, müssen Sie den täglichen Bedarf von außen zuführen. Das tun die meisten von uns größtenteils über die Nahrung.

Die Deutsche Gesellschaft für Ernährung empfiehlt Jugendlichen über 15 Jahren, Erwachsenen und Senioren eine tägliche Dosis von 300 bis 400 Milligramm. Ähnliche Werte liefert auch die entsprechende Recommended Dietary Allowance

(RDA, heißt so viel wie »empfohlene Tagesmenge«) der Europäischen Union.

Allerdings nennt diese lediglich die ausreichende Menge bei einem durchschnittlichen Bedarf; individuelle Faktoren wie das Geschlecht und besondere Lebensumstände werden nicht berücksichtigt. Dabei erhöht sich der Bedarf an Magnesium in vielen Situationen des Lebens: während einer Schwangerschaft und in der Stillzeit etwa, bei sportlicher Aktivität, wenn Sie regelmäßig Medikamente einnehmen, rauchen, Alkohol trinken oder wenn Sie unter bestimmten Erkrankungen leiden. Ein weiterer Umstand, der Ihren Magnesiumverbrauch in die Höhe treibt, ist – Stress. Studien und Umfragen zufolge fühlt sich die Mehrheit der Deutschen gestresst; tatsächlich empfinden mehr als 50 Prozent der Männer diese ständige massive Belastung und über 60 Prozent der Frauen. Addiert man all diese Faktoren, die den Magnesiumverbrauch erhöhen, ist ein größerer Bedarf eindeutig die Regel. Fachleute raten deshalb schon seit vielen Jahren, die Richtwerte entsprechend anzuheben: 6 bis 10 Milligramm Magnesium pro Tag und pro Kilogramm Körpergewicht sind zum Beispiel laut der renommierten amerikanischen Wissenschaftlerin und Mineralstoffforscherin Dr. Mildred Seelig erforderlich, um einem Mangel vorzubeugen. Zahlreiche namhafte Experten teilen diese Ansicht; schwierig ist jedoch, eine solche Menge ausschließlich über Lebensmittel zu sich zu nehmen. Zumindest, wenn Sie sich nicht in erster Linie von Hirse, Seezunge und Haferflocken ernähren möchten … Hier können sogenannte Supplements, Nahrungsergänzungsmittel, hilfreich sein.

Magnesiummangel: Häufig und meist unentdeckt

Weder kann Ihr Organismus einen Magnesiumvorrat anlegen noch Magnesium selbst produzieren, also müssen Sie das Mineral jeden Tag zu sich nehmen, um den reibungslosen Ablauf sämtlicher Körperfunktionen zu gewährleisten. Das scheint auf den ersten Blick machbar, kommt Mangelernährung zumindest hierzulande eigentlich nicht vor – so denken Sie vermutlich. Und doch ist ein Magnesiumdefizit laut der Weltgesundheitsorganisation WHO weltweit, also auch in Deutschland (siehe VERA-Studie), ein Problem. Warum?

Dafür gibt es verschiedene Gründe. Zum einen wurde die Wichtigkeit des essenziellen Nährstoffs in den letzten Jahrzehnten durch medizinische Forschung immer deutlicher, die täglichen Empfehlungsmengen deshalb stetig angehoben. Während der genannte Bedarf ohnehin schon konstant stieg, veränderten sich parallel dazu die Lebensbedingungen drastisch: Immer höhere Anforderungen im Job und im Privatleben steigerten das Stresslevel und somit den Verbrauch von Magnesium. Vermehrte sportliche Aktivität bei den Körperbewussten einerseits, ein erhöhter Alkoholkonsum andererseits verstärk(t)en diese Effekte. Dazu kommen industriell hergestellte Nahrungsmittel: Die bequeme Feierabend-Tiefkühlpizza und der Schokoriegel zum Fernsehprogramm stellen keine nennenswerten Magnesiumquellen dar.

Doch selbst wer gesunde Ernährung beherzigt und deshalb auf Obst, Gemüse und Salat setzt, hat nährstofftechnisch nicht selten das Nachsehen: Durch Monokulturen ausgelaugte Böden und Düngemittel auf Kaliumbasis reduzieren die Aufnahme von Magnesium in Pflanzen, sodass es uns bei ihrem Verzehr auch nur in geringer Menge zur Verfügung steht. Dann nehmen Sie vielleicht die Antibabypille ein oder Kortisonspray gegen allergisches Asthma, ein Entwässerungspräparat beziehungsweise Blutdrucksenker – und schon leiden Sie unter einem Magnesiummangel. Doch diesen zu diagnostizieren ist auch für einen Arzt gar nicht so einfach; ihn zu bekämpfen glücklicherweise deutlich leichter.

Checkliste: Hinweise auf ein Magnesiumdefizit

Auf den ersten Blick sind die etwa 25 Gramm Magnesium, die sich in einem menschlichen Organismus befinden, eine eher unscheinbare Menge. Doch sie sind überlebenswichtig, denn sie sichern den Zellstoffwechsel, halten die Energieproduktion aufrecht. Ohne Magnesium stirbt die Zelle – und wir sind nun mal, nüchtern betrachtet, nichts anderes als ein großer Zellhaufen.

Mehr als die Hälfte des Mineralstoffs steckt in unseren Knochen, der Rest in den Organen. Nur rund ein Prozent Magnesium findet sich in unserem Blut. Dort ist es jedoch so wichtig, dass unser Körper mit allen Mitteln versucht, den Spiegel aufrechtzuerhalten. Hierzu bedient er sich der jeweiligen Depots, zum Beispiel im Skelett, in den Zähnen, den Muskeln. Nehmen Sie langfristig zu wenig Magnesium zu sich, leeren sich die Speicher, und Sie erleiden einen Mangel – Mediziner nennen dies Hypomagnesiämie –, dann ist

Ihr Blut also sozusagen der letzte Ort, wo er auffällt. Deshalb ist ein Wert unter den Untergrenzen von 1,9 Milligramm pro Deziliter (mg/dl) beziehungsweise 0,77 Millimol pro Liter (mmol/l) bei Frauen und 1,8 Milligramm pro Deziliter (mg/dl) beziehungsweise 0,73 Millimol pro Liter (mmol/l) bei Männern sehr bedenklich: Tritt das Magnesiumdefizit im Blut in Erscheinung, liegt es in anderen Arealen Ihres Körpers bereits lange vor. Andererseits kann Ihr Blutwert völlig normal erscheinen – und doch sind die Speicher bereits weitestgehend geleert. Das Gute: Wer ein wenig auf den eigenen Körper achtet, ist durchaus in der Lage, einen Mangel an Magnesium zu spüren.
Ein geringer Spiegel liefert nämlich, schon lange bevor er im Blut messbar ist, Hinweise. Zugegeben, sie sind nicht ganz eindeutig; treten jedoch einer oder mehrere (siehe unten) gehäuft auf, sollten Sie unbedingt rasch Gegenmaßnahmen ergreifen.

Mögliche Mangelanzeichen:

- Muskelzucken
- Muskuläre Verspannungen
- Osteoporose
- Schwindel
- Herzrasen und -klopfen
- Hoher Blutdruck
- Ohrensausen (Tinnitus)
- Kopfschmerzen, Migräne
- Durchfall, Verstopfung bzw. beide im Wechsel
- Erschöpfung, Müdigkeit
- Intensive PMS-Symptome

- Innere Unruhe
- Reizbarkeit
- Depressive Verstimmung
- Durchblutungsstörungen
- Taubheitsgefühle in Händen und/oder Füßen
- Grauer Star
- Diabetes
- Nieren- und/oder Gallensteine
- Arteriosklerose

Hautsache Magnesium: Vorteile des Öls

Magnesiumpräparate zur oralen Einnahme gibt es überall: in Apotheken, Drogerien, Reformhäusern, ja selbst in Supermärkten und Discountern. Das Problem: Wie viel von der aufgenommenen Menge dann auch wirklich in Ihren Zellen ankommt, ist nicht vorhersehbar. Von in Nahrungsmitteln enthaltenem Magnesium nimmt der Körper nur rund 35 bis 55 Prozent über den Dünndarm auf. Unter anderem fette und eiweißreiche Kost reduzieren die Aufnahme des Mineralstoffs; bestimmte Erkrankungen und Lebensumstände senken sie weiterhin. All diese Faktoren beeinflussen auch die Resorption von zum Beispiel Magnesiumtabletten, die das Mineral außerdem in unterschiedlichen Verbindungen enthalten. Ob Magnesium aus anorganischen Salzen wie Magnesiumoxid und -carbonat im Vergleich zu organischen oral schlechter aufgenommen wird, ist umstritten.

Fest steht jedoch, dass Magnesiumchlorid besonders günstig für den Menschen ist, da es vom Körper schnell erkannt und genutzt wird; er nimmt es direkt auf.

Zudem handelt es sich bei Magnesiumchlorid um ein Naturprodukt; man gewinnt es durch das Verdunsten von Meer- oder Solewasser. Doch auch das muss beim Schlucken zunächst durch den Verdauungsapparat und verliert auf diesem Weg zwangsläufig an »Bioverfügbarkeit« (bezeichnet die Geschwindigkeit und Menge, in der ein Wirkstoff am konkreten Wirkort zur Verfügung steht).

Wenn Sie aber möglichst optimal von Ihrem Magnesiumchlorid profitieren möchten, ist eine ganz andere Art der Anwendung empfehlenswert: über die Haut, Fachleute nennen das »transdermal«. So ist eine völlige Aufnahme des Magnesiums möglich; Ihr Körper verwendet also bis zu 100 Prozent der vorhandenen Menge und benötigt keine Magensäure zur Freisetzung des Minerals. Möglich macht diesen Prozess eine Lösung aus Magnesiumchlorid und Wasser. Da sie eine ölige Konsistenz hat, bezeichnet man die Lösung als »Magnesiumöl«. Sie ist jedoch keines; Öle sind Flüssigkeiten, die sich nicht mit Wasser mischen lassen. Studien wie zum Beispiel von Dr. Norbert Shealy, dem Gründer der American Holistic Medical Association und frühem Befürworter der transdermalen Magnesiumtherapie, wiesen nach, dass sich der Magnesiumspiegel im Körper bei der äußerlichen Anwendung deutlich schneller regulierte als bei innerlicher Einnahme.

Hauptaufgaben des Minerals

Magnesium aktiviert Vitamine

Viele gesundheitliche Probleme entstehen durch Magnesiummangel. Denn das Mineral wird an nahezu jeder Körperstelle für die unterschiedlichsten Funktionen gebraucht. Oftmals ist Magnesium nötig, um andere Stoffe zu aktivieren, sodass ein Defizit den berühmten Dominoeffekt auslöst: Fehlt Magnesium, fehlen uns in der Folge auch noch weitere wichtige Substanzen. Das gilt zum Beispiel für die Vitamine C und D. Bestimmt sind sie Ihnen ein Begriff: Vitamin C wird meist in einem Atemzug mit unserem Immunsystem genannt, Vitamin D mit Kalzium in Verbindung gebracht und als »Sonnenvitamin« bezeichnet. Beide Assoziationen sind völlig richtig, doch benötigen wir die Vitamine noch für eine Menge weiterer Aufgaben.

Vitamin C, das ebenso wie Magnesium selbst von Ihrem Körper weder gebildet noch gespeichert werden kann, stärkt nicht nur Ihre Abwehrkräfte. Es ist auch maßgeblich an der Produktion von Kollagen beteiligt. Dieses Struktureiweiß ist unter anderem für den Aufbau und die Stabilität unserer Knochen, Zähne, des Bindegewebes, der Gelenke, Sehnen und unserer Haut erforderlich. Eine andere wichtige Vitamin-C-

Funktion ist der Schutz vor sogenanntem oxidativen Stress durch freie Radikale: Hierbei handelt es sich um sauerstoffhaltige Verbindungen, die durch Stoffwechselvorgänge im Körper permanent entstehen. In geringem Maße sind sie zwar wichtig, doch ein Übermaß kann zu Schädigungen der DNA (Erbgut) und des Gewebes führen.

Und was hat das mit Magnesium zu tun? Ganz einfach: Ohne Magnesium kann der Körper das Vitamin C nicht nutzen. Erst durch den Mineralstoff erfolgt die Aktivierung; verfügt Ihr Organismus nicht über genügend Magnesium, scheiden Sie das so wichtige Vitamin C wieder aus. Wenn Sie bei einem grippalen Infekt Ihr Immunsystem mit Ascorbinsäure ankurbeln wollen, ist es also hilfreich, die Gabe mit Magnesium zu kombinieren.

Vitamin D kann der Körper, anders als Vitamin C, mithilfe von Sonnenlicht theoretisch selbst herstellen. Allerdings ist das hierzulande aufgrund mitteleuropäischer Klimabedingungen und der Arbeitszeiten, die uns häufig von morgens bis abends – sprich, während des Sonnenscheins – an und ins Büro fesseln, nur bedingt realistisch. Gut, dass wir es zudem durch die Nahrung zu uns nehmen. Zu uns nehmen heißt jedoch nicht zwangsläufig »aufnehmen«. Denn auch Vitamin D, das unbedingt erforderlich ist, um Krankheiten wie Knochenerweichung, Osteoporose, Diabetes, Psoriasis (Schuppenflechte), Muskel- und sogar Herzschwäche zu vermeiden, braucht zur Verwertung Magnesium. Ein Magnesiummangel behindert die Aufnahme und Verstoffwechselung von Vitamin D und Kalzium; hohe Magnesiumwerte verstärken laut einer US-Studie die Schutzeffekte von Vitamin D massiv.

Ein Schlüssel zu den Enzymen

Haben Sie schon einmal den Begriff »Enzym« gehört? Hierbei handelt es sich um Protein-, also Eiweißketten, die im menschlichen Körper als »Biokatalysator« fungieren, sprich biochemische Reaktionen beschleunigen. Diese Reaktionen sind unterschiedlichster Art; neben Verdauung, Atmung und Wachstum beinhalten sie auch die Weiterleitung bestimmter Signale. Enzyme beeinflussen die Wundheilung, das Immunsystem, die Organ- und Drüsenfunktionen. Ohne Enzyme, die auch liebevoll »Zündkerzen des Stoffwechsels« genannt werden, geht im Körper nichts – und ohne Magnesium funktionieren mindestens 300 Enzyme nicht. Mindestens klingt ein wenig schwammig; dies ist dem Umstand geschuldet, dass für diese Zahl bisher der wissenschaftliche Beleg fehlt. Aktuell steht noch nicht einmal fest, wie viele unterschiedliche Enzyme genau in uns arbeiten; Schätzungen zufolge beläuft sich die Summe auf mindestens 15.000, manche Quellen sprechen gar von 100.000. Mithilfe der cleveren Eiweißketten werden so in jeder Sekunde unvorstellbare 30 Billiarden chemische Prozesse gelenkt. Je mehr Enzyme entdeckt werden, umso relevanter wird die Beteiligung des Mineralstoffs Magnesium: Es aktiviert eine Vielzahl von Enzymen, die unter anderem zur Energieproduktion sowie zur Synthese (Zusammensetzung zum Teil lebenswichtiger Stoffe) von Erbinformationen (DNA), Proteinen, Lipiden, Antioxidantien (Radikalfänger) und Prostaglandinen (Gewebshormonen) erforderlich sind.

Magnesium steuert und beschleunigt diese Reaktionen.

Übrigens: Enzyme kann der Mensch selbst herstellen; wir nehmen einen Großteil der wertvollen Helfer jedoch auch über unsere Nahrung auf, denn Enzyme finden sich in allen lebenden Organismen. Auch in Pflanzen; pflanzliche Kost ist reich an Enzymen. Allerdings sind die Proteinketten empfindlich gegenüber Kälte und Hitze. Schon Temperaturen über 42 Grad Celsius zerstören sie vollständig. Tiefgefrorenes Gemüse und Obst enthält ebenso wenig Enzyme wie gekochtes; verzehren Sie Früchte und Gemüse besser möglichst oft als Rohkost.

Botenstoffe in Balance

Unser Körper ist eine große Informationszentrale. Damit der Flurfunk Ihrer Körperzellen klappt und die rechte Hand weiß, dass der linke Fuß gerade gekratzt werden möchte, besitzen wir Botenstoffe, die nicht zufällig so heißen. Sie dienen der Signalübertragung und chemischen Kommunikation, überbringen den Zellen bestimmte Botschaften. Spezielle Botenstoffe sind etwa Hormone. Sie werden unter anderem in Drüsen wie der Schilddrüse, der Hypophyse (Hirnanhangsdrüse) oder in den Geschlechtsorganen gebildet. Hormone regulieren den Blutzuckerspiegel, wirken auf den Blutdruck ein, sorgen für Lust und Vermehrung, sie machen uns glücklich, schläfrig – kurz, sie haben massiven Einfluss auf unser Befinden, sowohl physisch als auch psychisch. Ein ausgeglichener Magnesiumspiegel ist nicht nur Voraussetzung für die Produktion bestimmter Hormone wie Östrogen und Testosteron, sondern auch zur Regulation bei der Ausschüttung. Die Bauchspeicheldrüse etwa benötigt Magnesium zur

Insulinfreisetzung. Das Insulin selbst braucht Magnesium, um die Glukose (Zucker) im Blut zu den Zellen zu transportieren. Ein Defizit des Minerals begünstigt so auf Dauer die Entwicklung eines Diabetes.

Magnesium wird oftmals als Kalziumantagonist bezeichnet. Das bedeutet, dass beide Stoffe Gegenspieler sind: Magnesium sorgt zum Beispiel dafür, dass sich unsere Muskeln entspannen können, Kalzium bewirkt, dass wir in der Lage sind, sie anzuspannen. Als Faustregel kann man sich merken, dass Kalzium festigt, Magnesium hingegen für Flexibilität sorgt. Wir benötigen beide Substanzen dringend: Wichtig ist jedoch ein ausgewogenes Verhältnis zwischen ihnen. Der Blutkalziumspiegel wird unter anderem durch das Hormon PTH (Parathormon) reguliert; zur Freisetzung des PTH aus der Nebenschilddrüse ist wiederum Magnesium erforderlich.

Auch bei der Ausschüttung des Stresshormons Cortisol spielt der Nährstoff eine steuernde Rolle, ebenso bei der neuronalen Kommunikation. Denn Magnesium unterstützt unsere Neurotransmitter, eine weitere Gruppe von Botenstoffen, die den Informationsfluss zwischen den Neuronen (Nervenzellen) sicherstellen: Es fördert sowohl die Aufnahme als auch die Abgabe von Signalen. Bekannte Neurotransmitter sind zum Beispiel Serotonin, das die Laune, den Appetit und den Schlaf-Wach-Rhythmus mitsteuert, und Dopamin, das Glücksgefühle auslösen und den Antrieb steigern kann.

Wasserhaushalt im Gleichgewicht

Wissen Sie, woraus Ihr Körper zu rund 65 Prozent besteht? Und bei Kindern aus bis zu 80 Prozent? Aus Wasser! Mit zunehmendem Alter nimmt die Wassermenge im Organismus zwar ab, doch selbst Senioren bringen es auf etwa 50 Prozent H_2O.

Insgesamt schleppt jeder von uns etwa 45 Liter davon mit sich herum; Wasser dient in erster Linie als Transport-, aber auch als Lösungsmittel für Nährstoffe.

Unser Blut besteht zu etwa 80 Prozent aus Wasser, in dem jede Menge Substanzen und Zellen schwimmen. Mithilfe des Wasserstroms wird jeder Bereich unseres Organismus mit Nährstoffen versorgt. Gleichzeitig benötigen wir die Flüssigkeit auch zur Reinigung; schädliche Stoffe wie Harnstoff werden mit Wasser ausgeschieden. Rund 1,5 Liter kommen so täglich zusammen: der Urin. Auch in dem, was wir sonst noch in die Toilette schicken, steckt Wasser, ebenso in der Luft, die wir ausatmen, und in unserem Schweiß. Schwitzen ist notwendig zur Kühlung; die durch die Hautporen austretende Flüssigkeit hilft uns, nicht zu überhitzen. Um dennoch für ausreichend Wasser in uns zu sorgen, müssen wir jeden Tag mehrfach etwas trinken. Rund 2,5 Liter verlassen unseren Körper jeden Tag, und genauso viel Flüssigkeit sollten wir auch zu uns nehmen, um das Gleichgewicht zu halten.

Besonders viel Wasser enthalten das Blut, unser Gehirn, die Muskeln, unsere Haut und die Leber. Etwa 70 Prozent der

Flüssigkeit verteilt sich im Intrazellulärraum, das heißt innerhalb der Zellen. Lediglich 30 Prozent der Wassermenge befindet sich im Extrazellulärraum, also außerhalb der Zellen. Elektrolyte sorgen einerseits dafür, dass nicht zu viel Wasser in die Zellen strömt und diese unter dem erhöhten Druck platzen. Andererseits ermöglichen die elektrisch geladenen Mineralstoffteilchen (Ione), deren Konzentration innerhalb und außerhalb der Zellen differiert, dass unter anderem Signale der Nerven als elektrische Impulse zum Beispiel ins Muskelgewebe abgegeben werden.

Magnesium, übrigens ein positiv geladenes Ion, ist für das Gleichgewicht unter den Elektrolyten mitverantwortlich und somit auch unverzichtbar für einen funktionierenden Wasserhaushalt. Gerät dieser aus der Balance, sind sehr gefährliche Auswirkungen möglich: Blutdruck und Blutzucker können entgleisen, Cholesterin lagert sich in den Gefäßen ab – im Ernstfall werden die Folgen zu einer Bedrohung für Leib und Leben.

Produktion der Zellenergie

Leben kostet Energie; jede Zelle benötigt ausreichend Kraftstoff, um ihre Aufgaben ordnungsgemäß erfüllen zu können. Fast alle Zellen, abgesehen von den Erythrozyten (rote Blutkörperchen), haben dafür spezielle Kraftwerke, die diese Energie produzieren. Sie heißen Mitochondrien, und die in ihnen hergestellte Energie wird Adenosintriphosphat, kurz ATP, genannt. Für jeden Vorgang in Ihrem Körper, jeden auch noch so winzigen Prozess, ist ATP erforderlich. Um es zu gewinnen, werden Nährstoffe wie Kohlenhydrate und Fette mithilfe von Sauerstoff verstoffwechselt. Aber: Die erhaltene Energie liegt nicht in freier Form in der Zelle vor. Sie ist an Magnesiumionen gebunden und bildet so einen stabilen Komplex. Fehlt Magnesium, verlangsamt das die Energiebereitstellung in den Zellen und sorgt in der Folge dafür, dass unser gesamter Organismus erlahmt: Wir denken langsamer, fühlen uns körperlich schwach, werden missmutig. Magnesium brauchen wir aber nicht nur zur Herstellung von ATP, sondern auch, um mehr Mitochondrien in den Zellen zu bilden: Mehr Mitochondrien wiederum heißt mehr Kraftwerke, heißt mehr Energie. Zudem reguliert Magnesium den pH-Wert in den Zellen und bewahrt so auch die empfindlichen Mitochondrien vor einer Übersäuerung.

Ein Defizit des Minerals löst Störungen im Energiestoffwechsel der Zellen aus; diese werden mit zahlreichen gravierenden Erkrankungen wie Demenz, Diabetes, Infarkten, Fibromyalgie, Depressionen, Darmentzündungen und Krebs in Verbindung gebracht.

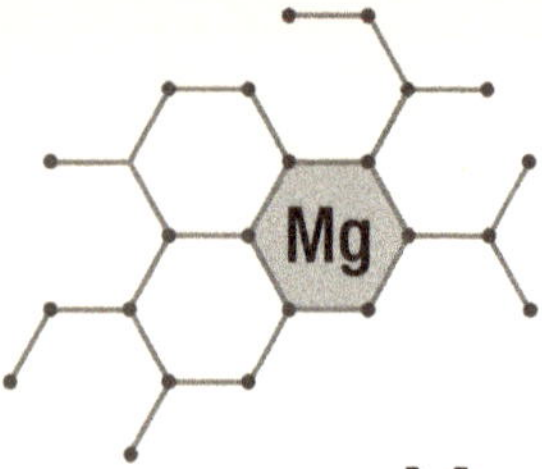

Magnesiumöl für das allgemeine Wohlbefinden

Bei Abwehrschwäche: Immunsystem stärken

Gehören Sie auch zu den Menschen, die jeden Infekt »mitnehmen« und gefühlt am laufenden Band unter einer Erkältung, Magen-Darm-Grippe, Blasenentzündung oder anderen gesundheitlichen Einschränkungen leiden? Daran könnte ein niedriger Magnesiumspiegel schuld sein. Dies sollten Sie insbesondere dann im Hinterkopf behalten, wenn Sie privat oder beruflich stark angespannt sind, denn Stress ist ein ausgesprochener Magnesiumfresser.

Dass das vielfach zur Abwehr beschworene Vitamin C nur wirken kann, wenn ausreichend Magnesium zur Aktivierung im Körper zur Verfügung steht, wissen Sie nun schon. Doch das Mineral trägt auf weit umfangreichere Weise zu einem stabilen Immunsystem bei: Es leistet einen wichtigen Beitrag zur Aktivität der weißen Blutkörperchen (Leukozyten), was der Phagozytose zugutekommt. Hierbei handelt es sich um einen Abwehrprozess, bei dem spezielle weiße Blutkörperchen, die Phagozyten (Fresszellen), schädigende Fremdkörper erkennen und phagozytieren, was so viel bedeutet wie auffressen und verdauen.

Zudem trägt Magnesium zu einem ausgeglichenen Säure-Basen-Haushalt bei; eine chronisch-latente Azidose (Übersäuerung) hat hingegen neben zahlreichen weiteren negativen Auswirkungen auch eine stark eingeschränkte Abwehr zufolge. Weitere positive Effekte bewirkt Magnesium durch seine entzündungshemmenden und hormonaktivierenden Eigenschaften.

Kündigt sich ein akuter Infekt an, sind zum Beispiel Fußbäder mit Magnesiumöl empfehlenswert: Über unsere Sohlen nehmen wir das Magnesiumchlorid besonders gut auf. Da Magnesiumöl gleichzeitig eine beruhigende Wirkung hat, ist eine Anwendung am Abend (hierzu 6 g Magnesiumchlorid – entspricht etwa 1 Teelöffel – in 5 Liter Wasser lösen) empfehlenswert. Die von Magnesiumforschern wie Dr. Mark Sircus empfohlene Tagesdosis von circa 700 mg reinem Magnesium (dies entspricht etwa dem Doppelten dessen, was die Deutsche Gesellschaft für Ernährung für ausreichend hält) ist so im Wasser des Fußbads enthalten.

Bei Schlafschwierigkeiten: Für erholsame Nachtruhe sorgen

Eine Schlüsselrolle für unser Wohlbefinden nimmt unser Schlafverhalten ein. Jeder kennt die unangenehmen Folgen lediglich einer durchwachten Nacht; kein Wunder, denn wir benötigen diese Zeit der scheinbaren Ruhe für eine Vielzahl von Regenerationsprozessen. Die Nervenzellen fahren herunter, Gelerntes verfestigt sich. Schlafen wir nicht genug, werden wir davon nachweislich dick und dumm. Für den Muskelaufbau benötigen wir die nächtliche Erholungsphase ebenso wie für eine starke Abwehr. Schon nach einer Woche mit weniger als jeweils sechs Stunden Schlaf pro Nacht verändern sich über 700 Gene; langfristig schädigt Schlafmangel Ihr Herz, erhöht Ihr Darm- und Brustkrebsrisiko und vervierfacht Ihre Schlaganfall-Wahrscheinlichkeit.

Trotz dieses Wissens sind Schlafschwierigkeiten weit verbreitet: Laut dem Robert-Koch-Institut leiden 25 Prozent, also ein Viertel aller Deutschen, unter Schlafproblemen. Wenn auch Sie sich abends hin und her wälzen, Schäfchen zählen und dennoch nicht zur Ruhe kommen oder einfach nachts aufwachen und nicht mehr zurück in den Schlaf finden, sollten Sie handeln. Denn oft geht ein Schlafmangel mit Magnesiummangel einher. Selbst wenn kein Defizit vorliegen sollte, kann Magnesiumöl die Ruhelosigkeit mindern, da das Mineral die Reizübertragung zwischen Nerven und Muskeln reguliert und so für Entspannung sorgt. Ein geringer Magnesiumspiegel hingegen behindert die Funktion des Neurotransmitters GABA (Aminobuttersäure), der im Normalfall in unserem Gehirn für Ruhe und Entspannung sorgt. Wenn Sie mit Magnesiumöl Ihren Schlaf vertiefen und die Qualität der Nachtruhe verbessern möchten, empfiehlt sich zum einen eine abendliche Massage mit der Flüssigkeit; sollten Sie unter nächtlichen Wadenkrämpfen leiden, tragen Sie unbedingt zumindest einen Teil des Öls auf den Unterschenkeln auf. Je gründlicher Sie das Öl einreiben (bei empfindlicher Haut eventuell stärker mit Wasser verdünnen; das verringert jedoch die Aufnahme entsprechend), desto intensiver profitieren Sie davon. Eine andere Methode ist ein Vollbad mit Magnesiumchloridzusatz; wählen Sie hierfür eine 1- bis maximal 3-prozentige Lösung, und lassen Sie nur so viel Wasser in die Wanne ein, dass Ihr Körper gerade bedeckt ist.

Übrigens: Wussten Sie, dass bei Tieren, die Winterschlaf halten, ein besonders hoher Magnesiumspiegel messbar ist?

Bei Wunden und Ähnlichem: Heilung fördern

Der vermutlich erste Mensch, der die wundheilenden und desinfizierenden Eigenschaften einer Magnesiumchloridlösung erkannte, war der französische Chirurg Professor Pierre Delbet (1861–1957): Er reinigte bereits 1915, also vor gut 100 Jahren, die Verletzungen von Soldaten damit. Sein Ziel war es, so die schädigenden Effekte anderer Antiseptika zu umgehen – und er wurde für seinen Experimentiermut mehr als belohnt. Die ölige Flüssigkeit hatte nicht nur äußerst gewebeschonende Eigenschaften, sondern erhöhte auch die Aktivität der Leukozyten. Diese Erfolge motivierten Delbet weiterzuforschen, welche positiven Auswirkungen Magnesiumchlorid für den menschlichen Organismus hat. Er stieß auf einige, die Sie im Verlauf dieses Buches noch kennenlernen werden …

Noch heute ist das Öl unter anderem eine effektive Methode, um Verletzungen, Wunden und Hautentzündungen zu behandeln. Es sorgt für Schmerzlinderung, hilft bei der Vermeidung von Wundinfektionen, kann die Entzündung eindämmen und den Heilungsprozess beschleunigen. Während

Wundstellen am besten direkt mit der Lösung behandelt werden, können Sie bei einer Verstauchung oder Prellung auf die bereits erwähnten Fuß- oder Vollbäder zurückgreifen. Ebenfalls gut ist ein Wickel: hierfür einfach ein Baumwolltuch mit Magnesiumchloridlösung befeuchten und auf oder um die betroffene Körperpartie legen.

Schon gewusst? Magnesium hilft außer bei den genannten Verletzungen auch »Wunden« an Ihren Zähnen zu vermeiden: Studien ergaben, dass kariesresistente Zähne rund doppelt so viel Magnesium enthalten wie löchrige Beißerchen. Es scheint, als würden sich die Zahnfäulnisbakterien an Menschen mit hohem Magnesiumspiegel die Zähne ausbeißen …

Bei Kopfschmerzen und Migräne: Verspannung und Erregung mindern

Fast jeder kennt das unangenehme Pochen, Klopfen, Stechen oder Brennen, die Klammer, die sich um den Schädel zu legen und immer fester zuzudrücken scheint … Eine Kopfschmerz- oder gar Migräneattacke verleidet Betroffenen nicht nur den Tag, es schränkt auch die Leistungsfähigkeit massiv ein. Eine Migräneerkrankung, aber auch intensives Kopfweh gehen oftmals einher mit häufigen Attesten, denn arbeiten ist unter dieser Belastung einfach nicht möglich.

Wenn Sie wiederkehrend unter den Schmerzanfällen leiden, greifen Sie vermutlich auch öfter zu Schmerzmitteln, einfach um trotz dieser gesundheitlichen Einschränkung am normalen Leben teilhaben zu können. Hier beginnt häufig ein Teufelskreis, denn alle Analgetika (Schmerzmittel), insbesondere Migränemedikamente wie Triptane und Ergotamine sowie NSAR (nichtsteroidale Antirheumatika, zum Beispiel Ibuprofen, Acetylsalicylsäure, Paracetamol, Diclofenac) können einen sogenannten medikamenteninduzierten Kopfschmerz auslösen, wenn sie übermäßig eingenommen werden. So bringt das Schlucken einer Tablette nur noch kurzfristige Erleichterung; der Schmerz kehrt sofort nach dem Abklingen zurück.

Dass Magnesium sowohl Kopfschmerzen als auch Migräne erfolgreich entgegenwirkt, ist schon lange kein Geheimnis mehr. Zahlreiche wissenschaftliche Untersuchungen belegen den positiven Effekt des Minerals, dessen Anwendung auch von der Deutschen Migräne- und Kopfschmerzgesellschaft e.V. sowie von Schmerzkliniken empfohlen wird. Schließlich kann Magnesium Muskelkrämpfe und Verspannungen lösen – und Spannungskopfschmerz ist die am meisten verbreitete Kopfschmerzart. Migränepatienten haben Studien zufolge oft einen zu niedrigen Magnesiumspiegel im Blut; dies löst eine Übersensibilität der Nerven- und Muskelfasern aus, was eine Attacke triggern kann. Zudem verengen sich die Gefäße im Gehirn, was ebenfalls einen Migräneanfall begünstigt. Eine geregelte Zufuhr des Minerals – Kopfschmerzexperten empfehlen überwiegend 600 mg täglich – dient hingegen dazu, die Häufigkeit der Schmerzattacken zu senken und die Intensität zu verringern. Schulter-Nacken-Massagen mit Magnesiumöl versorgen Sie zuverlässig mit dem Mineralstoff und wirken zusätzlich lockernd.

Bei Dauermedikation: Nebenwirkungen vorbeugen

Magnesium ist für unzählige Vorgänge in unserem Körper wichtig, so viel ist bekannt. Ein Mangel des Minerals verursacht deshalb gravierende gesundheitliche Folgen, die uns körperlich und seelisch zu schaffen machen. Weitreichende Konsequenzen resultieren daraus: Muskelkrämpfe und Müdigkeit gehören noch zu den harmlosen, Durchblutungsstörungen und Herzrasen bis hin zu Schlaganfällen und Infarkten hingegen zu den lebensbedrohlichen.

Einseitige Ernährung kann ebenso wie Alkoholkonsum und bestimmte Krankheiten, zum Beispiel Diabetes oder Verdauungsstörungen, ein Magnesiumdefizit hervorrufen. Es gibt aber noch einen weiteren Risikofaktor, der die Entwicklung einer Hypomagnesiämie (Magnesiummangel) begünstigt. Und das ist die regelmäßige Einnahme bestimmter Medikamente. Zwar sollten Ärzte und Apotheker ihre Patienten hierüber informieren, doch fehlt die Kommunikation nicht selten. Und wer studiert schon in Gänze den Beipackzettel?

Präparate, die eine vermehrte Ausschleusung von Magnesium zur Folge haben, sind zum Beispiel verschiedene Blutdrucksenker. Auch wassertreibende Mittel, sogenannte Diuretika, beeinträchtigen die Magnesiumbilanz. Da das Mineral als Kalziumgegenspieler ausgleichende Wirkung auf den Blutdruck hat, ist einem Mangel bei Hypertonie unbedingt vorzubeugen.

Nehmen Sie Abführmittel ein? Auch die verstärken die Ausscheidung von Mineralstoffen, unter anderem Magnesium, da Laxanzien den gesamten Elektrolythaushalt beeinflussen. Bei Verstopfung ist die orale Gabe von Magnesium sinnvoll, da es nicht nur den Spiegel aufrechterhält, sondern hoch dosiert eine leicht abführende Wirkung hat. Während die äußerliche Anwendung von Magnesiumöl in anderen Fällen aufgrund der besseren Resorption (Aufnahme) und zur Vermeidung von Durchfällen vorzuziehen ist, gilt diese mögliche »Nebenwirkung« durch Schlucken von Magnesium bei Obstipation als erwünscht.

Säureblocker, auch als Protonenpumpenhemmer bekannt, wirken sich ebenfalls negativ auf die Aufnahme von Magnesium aus; hier ist die Versorgung mit Magnesiumchloridlösung über die Haut wichtig, um Resorptionsstörungen durch Veränderungen des sauren Magenmilieus zu verhindern.

Kortison und die Einnahme der Antibabypille verschlechtern einerseits die Magnesiumverwertung und haben andererseits jeweils eine erhöhte Ausscheidung des Minerals über die Nieren zur Folge.

Wenn Sie ein oder gar mehrere der genannten Präparate einnehmen, sollten Sie Ihren Magnesiumwert mithilfe des Öls stabil halten und bei Ihrem Arzt oder Heilpraktiker regelmäßig den Elektrolythaushalt kontrollieren lassen.

Magnesiumöl für gesunde Knochen und Muskeln

Bei Arthrose: Knorpel erhalten und regenerieren

Arthrose beschreibt etwas, das fast jeder Mensch im Laufe seines Lebens irgendwann kennenlernt, mancher früher, andere später: Verschleiß. »Arthros« stammt aus dem Griechischen und bedeutet so viel wie Gelenk, während die Endung »ose« eine Veränderung des Ursprungszustands anzeigt. Die Rede ist also von Gelenkverschleiß; dieser wird durch eine Schädigung des Knorpels hervorgerufen. Arthrose stellt die häufigste Gelenkerkrankung in Deutschland dar, mindestens fünf Millionen leiden darunter, Tendenz stark steigend. Das Alter ist ein klarer Risikofaktor für den Knorpelverfall, doch es handelt sich nicht um ein reines Seniorenkrankheitsbild. Bereits in jungen Jahren kann der Gelenkknorpel aus verschiedenen Gründen schon abgenutzt sein. Und das hat schmerzhafte Folgen: Während der Knorpel im Normalfall als eine Art Schutz- und Pufferschicht im Gelenk das Aufeinandertreffen zweier Knochen verhindert, reiben sie bei einer Arthrose je nach Zustand aufeinander – und das tut weh! Zudem ist sie nach heutigem Stand nicht heilbar; die Schulmedizin kann lediglich die Symptome behandeln, nicht die Arthrose selbst.

Es gilt also, den vorhandenen Knorpel möglichst lange vital zu erhalten, denn dann ist er in der Lage, sich zum Beispiel bei Verletzungen zu regenerieren. Hierfür ist Bewegung wichtig, da körperliche Aktivität die Gelenke mit Nährstoffen unterstützt. Natürlich müssen wir diese Nährstoffe erst einmal zuführen – und hier kommt Magnesium ins Spiel. Der Mineralstoff ist für belastbare und flexible Gelenke unerlässlich, denn er wird zur Bildung von Knorpelmasse benötigt. Andererseits sorgt eine sinkende Magnesiumkonzentration dafür, dass Ihr Körper – Sie erinnern sich, um den Spiegel im Blut aufrechtzuerhalten – die hierfür benötigte Menge unter anderem aus der Knochenhaut sowie aus Zähnen und Muskeln freisetzt. Ein geringes Magnesiumdepot in der Knochenhaut begünstigt wiederum das Entstehen einer Arthrose. Neben dem Einreiben mit Magnesiumöl empfiehlt sich bei Gelenkproblemen ein Magnesiumumschlag; so versorgen Sie den defizitären Bereich besonders intensiv. Tränken Sie hierzu ein Tuch mit Magnesiumchloridlösung, und schlagen Sie es um die betroffene Stelle, Knie, Knöchel oder Hände. Bei guter Verträglichkeit können Sie es mehrere Stunden lang wirken lassen; mindestens zwei sollten es in jedem Fall sein. Wer zu sensibler Haut neigt, verwendet alternativ eine Sole mit geringerer Konzentration (am gebräuchlichsten die 3-prozentige).

Bei Osteoporose: Knochensubstanz schützen

Ein gut gemeinter Ratschlag, um einem drohenden Verlust der Knochendichte vorzubeugen, lautet oft: Nimm Kalzium!

Gut gemeint ist aber eben nicht immer gut gemacht, und das gilt auch in diesem Fall. Zwar ist Kalzium für ein stabiles Skelett durchaus von Wichtigkeit – doch ohne seinen Mineralstoffbruder Magnesium ist das Kalzium nutzlos. Wie das unter Geschwistern eben so ist: Manchmal ziehen sie an einem Strang, oftmals treten sie in Konkurrenz – aber niemals können sie ohneeinander. Entscheidend ist ein gutes Verhältnis, und das gilt auch für die Mineralstoffe.

Ist Ihre Magnesiumversorgung unzureichend, wirkt sich das auch auf den Kalziumhaushalt aus. Erforderliche Vorgänge zur Nutzung des Minerals können ohne Magnesium nicht vollzogen werden, sodass es auch bei eigentlich ausreichender Kalziumzufuhr, etwa durch die viel zitierten Milchprodukte, zu typischen Symptomen eines Kalziummangels kommen kann. Und damit nicht genug: Sinkt die Magnesiumkonzentration in Ihrem Blut, versucht der Körper dies auszugleichen – durch eine höhere Menge Kalzium, die hierfür den Depots in Knochen und Zähnen entzogen wird. Das schadet Ihnen – zum Beispiel Ihrem Gehirn, den Gelenken, Drüsen und Nieren. Warum? Nun, das im Blut kursierende Kalzium muss irgendwo abgelagert werden; das geschieht an den erwähnten Stellen, die infolgedessen »verkalken«.

Zurück zum Knochenschwund: Er ist durchaus keine reine Frauenkrankheit; Untersuchungen belegen, dass Männer gleichsam von Osteoporose betroffen sind. Sie haben nur einen Zeitvorteil, denn die Erkrankung beginnt bei ihnen durchschnittlich zehn Jahre später. Insofern sollten beide Geschlechter dem Knochenabbau vorbeugen. Dass Sie hierfür Magnesium benötigen, damit Kalzium zur Bildung neuen Knochenmaterials genutzt werden kann, wissen Sie bereits. Doch ist es noch für weitere Prozesse erforderlich, die der Entstehung von Osteoporose entgegenwirken. So ist Magnesium auch wichtig zur Aktivierung von Vitamin D – und ist an der Umwandlung in Calcitrol beteiligt. Dies wiederum stellt die wirkungsvollste Form des Vitamin D dar und wird benötigt für den Einbau von Hydroxylapatit, einem Kalziumphosphatsalz, das für die Festigkeit Ihrer Knochen sorgt. Eine weitere Schutzfunktion vor Osteoporose übernimmt Magnesium, indem es die Bildung und Ausschüttung von Cortisol senkt: Das Stresshormon hemmt die Osteoblasten; das sind Zellen, die für den Knochenaufbau verantwortlich sind.

Viele Quellen empfehlen, Kalzium und Magnesium nicht zusammen einzunehmen, da sie sich gegenseitig in der Aufnahme behindern könnten. Dies wurde zwar von diversen Experten verneint. Im Zweifel können Sie das Problem jedoch einfach umgehen, indem Sie Magnesiumöl äußerlich anwenden.

Bei Muskelkrämpfen: Entspannung herbeiführen

Besonders unangenehm sind sie, wenn sie nachts auftreten und uns schmerzhaft aus dem Schlaf reißen: Muskelkrämpfe, die häufig in Oberschenkeln, Zehen und Waden auftreten. Diese sogenannten Skelettmuskelkrämpfe sind in den meisten Fällen bedingt durch eine Störung im Elektrolythaushalt, hervorgerufen durch Magnesiummangel. Hierdurch ist der Mineralstoff beziehungsweise seine entkrampfende Wirkung auch den meisten Menschen bekannt. Doch Magnesium einzunehmen hilft im Akutfall meist nicht, denn das Mineral muss auf diesem Weg ja zunächst einmal in den Darm transportiert werden, um dort resorbiert zu werden. Viele Betroffene schwören deshalb auf die lokale Anwendung von Magnesiumchloridlösung, mit der sie die Haut im Bereich des Krampfes einreiben. Der Grund: Das Öl kann ohne lange Umwege direkt vor Ort seine Wirkung erzielen. Da Sport oder allgemein intensive Bewegung einen erhöhten Magnesiumverbrauch zur Folge hat, sollten Sie es, um Krämpfen vorzubeugen und die physiologische Magnesiumkonzentration aufrechtzuerhalten, einfach auf die Muskelpartien sprühen, die bei der körperlichen Betätigung besonders beansprucht wurden. Zur Vereinfachung können Sie das Öl auch als praktisches Spray benutzen; einige Sprühstöße sind bereits hilfreich, um den Elektrolythaushalt wieder in Balance zu bringen.

Magnesium sorgt dafür, dass sich die Durchblutung und Sauerstoffversorgung der Muskeln verbessern, indem es die Blutgefäße erweitert. Und es wird für die Produktion von zellulärer Energie (ATP) benötigt, die Ihre Muskeln erst leistungsfähig macht. Zudem reduziert das Mineral die Laktatkonzentration; hierbei handelt es sich um das Salz der Milchsäure, das sowohl bei anstrengendem körperlichen Training als auch bei starkem Stress gebildet wird. Magnesium hilft, das Schmerzen und Verspannungen auslösende Salz abzubauen und die Muskeln zu entsäuern.

Bei Restless Legs: Beine beruhigen

Bis zu zehn Prozent der europäischen Bevölkerung leiden darunter: zuckende, kribbelnde, brennende, ja sogar schmerzende Beine, sobald der Körper eigentlich zur Ruhe kommen soll. Diese Empfindungen, die auch – entgegen der Bezeichnung »rastlose beziehungsweise unruhige Beine« – in den Armen und in seltenen Fällen in der Brustwand auftreten können, machen den Betroffenen sehr zu schaffen. Da sie meist in den Abendstunden auftreten und vor allem in Momenten, die eigentlich der Entspannung dienen sollen, also nicht nur im Bett, sondern zum Beispiel im Theater, beim Lesen oder vor dem Fernseher, werden die Beschwerden besonders intensiv wahrgenommen. RLS-Patienten leiden häufig unter chronischer Müdigkeit aufgrund des sich einstellenden Schlafmangels; die massive Beeinträchtigung ihrer Lebensqualität führt oft auch zu seelischer Erschöpfung. So können die unruhigen Beine sogar zur Entwicklung einer Depression führen; Depressive wiederum leiden vermehrt unter RLS.

Als Ursachen des zu den häufigsten neurologischen Erkrankungen zählenden Syndroms werden unter anderem genetische Faktoren beziehungsweise eine Störung des Dopaminstoffwechsels diskutiert. Nicht immer ist eine Behandlung mit verschreibungspflichtigen Medikamenten erforderlich; bei leichten und mittelschweren Symptomen hat sich auch die Gabe von Magnesium zur Linderung der quälenden Missempfindungen und des damit einhergehenden Bewegungsdrangs bewährt. Viele Experten empfehlen bei RLS den Einsatz des Minerals, das auch zum Beispiel das unkontrollierte Zittern bei Alkoholikern sowie durch Nervenüberreizungen ausgelöste Ticks und Zuckungen erfolgreich dämpft beziehungsweise verschwinden lässt. Das Magnesiumöl sollten Sie zur Reduktion der Beschwerden direkt auf die Beine – sind die Arme betroffen, dann dort – auftragen. Reagieren die Extremitäten empfindlich, die Konzentration der Lösung durch Zugabe von Wasser verdünnen und mehrfach am Tag anwenden. Behalten Sie die jeweiligen empfohlenen Dosierungen (laut DGE 300 bis 400 mg, nach Experten wie Dr. Mark Sircus ca. 700 mg) jedoch im Hinterkopf.

Bei rheumatoider Arthritis: Gelenkentzündungen bekämpfen

Sie ist die häufigste chronisch entzündlich-rheumatische Erkrankung, von der Frauen dreimal mehr betroffen sind als Männer: die rheumatoide Arthritis. Hierbei greift die körpereigene Abwehr das um die Knochen gelagerte Bindegewebe an, weil sie es fälschlicherweise für schädliche Fremdkörper hält, die entfernt werden müssen. Dies führt unter anderem zu einer Entzündung der Knocheninnenhaut und langfristig zur Zerstörung des Gelenks. Die Krankheit bezieht sich jedoch nicht ausschließlich auf die Gelenke; auch anderes Bindegewebe kann angegriffen werden.

Im Gegensatz zur Arthrose, bei der die Abnutzung des Knorpels zu den Gelenkbeschwerden führt, ist bei Arthritis, wie die Endung »itis« verrät, immer ein entzündlicher Prozess für den Verlust der Knorpelmasse verantwortlich. Beide Erkrankungen werden oft irrtümlich synonym füreinander benutzt; die einzigen Gemeinsamkeiten sind jedoch, dass beide die Gelenke betreffen – und dass Magnesium die Behandlung unterstützen kann.

Rheumatoide Arthritis wird als Autoimmunerkrankung eingestuft und gilt als unheilbar. Sie verläuft schubweise und befällt am häufigsten die Finger, Zehen, Hand- und Fußgelenke. Morgensteifigkeit, Schmerzen bei einem Händedruck und scheinbar grundlos wiederkehrende Sehnenscheidenentzündungen sind erste Anzeichen. Im fortgeschrittenen Stadium kommt es zu starken Schwellungen, Rötungen und Schmerzen, Deformationen der Gelenke sind typisch.

Die Schulmedizin empfiehlt eine möglichst frühzeitige Behandlung, um den Krankheitsverlauf zumindest aufzuhalten. Die verschriebenen Medikamente wie zum Beispiel Kortison haben massive Nebenwirkungen. Eine begleitende Therapie mit Magnesiumöl ist daher aus dreierlei Gründen bei rheumatoider Arthritis sinnvoll: Zum einen kann es Nebenwirkungen der verordneten Präparate, wie etwa den Verlust an Knochenmasse, reduzieren, zum anderen können die Medikamente einen Magnesiummangel auslösen, dem Sie somit entgegenwirken. Außerdem hat Magnesium entzündungshemmende Eigenschaften und beeinflusst so das Entzündungsgeschehen im Körper positiv. Gerade bei Morgensteifigkeit können – bei guter Verträglichkeit – nächtliche Wickel mit Magnesiumöl um die betroffenen Gelenke hilfreich sein.

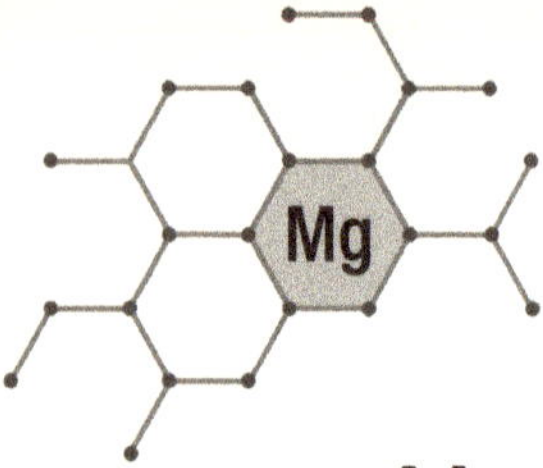

Magnesiumöl für den Stoffwechsel und die Verdauung

Bei Gewichtsproblemen: Auf gesunde Art abspecken

Alle sprechen vom »Stoffwechsel« – aber was ist das eigentlich genau? Der auch als Metabolismus bekannte Vorgang beschreibt verschiedenste Abläufe im Körper, die dazu dienen, zugeführte Nährstoffe dorthin zu bringen, wo sie benötigt werden (in die Zellen), und diese entweder abzubauen oder neue Stoffe daraus zu produzieren. In unserem Organismus laufen parallel mehrere Stoffwechselprozesse ab: So gibt es den Fett-, Eiweiß-, Kohlenhydrat-, Energie- und Mineralstoffwechsel. Gemeinsam haben sie alle, dass sie zum reibungslosen Ablauf Magnesium benötigen. Es aktiviert die erforderlichen Enzyme und ist als Kofaktor beziehungsweise Koenzym direkt an Stoffwechselprozessen beteiligt.

So zum Beispiel an der Fett- und Zuckerverbrennung. Fett abbauende Enzyme vermehren sich durch ausreichende Magnesiumzufuhr – im Umkehrschluss kann ein Mangel an dem Mineral die Fettverdauung nahezu zum Erliegen bringen. Fetthaltige Nahrung wird infolgedessen fehlerhaft verarbeitet, da die dafür erforderlichen Enzyme nicht aktiviert werden können. Die Entstehung verschiedener Beschwerden und die Bildung von überflüssigen Pfunden werden so begünstigt. Ähnliches gilt auch für die Zuckerverwertung. Denn Insulin, ein Hormon aus der Bauchspeicheldrüse, das dafür sorgt, dass Glukose (Zucker) in die Zellen transportiert wird, kann ohne Magnesium diesen Job nicht erledigen. Die »Zellentür« öffnet sich nicht für den Zucker, was gravierende Folgen hat: Der Blutzucker steigt, die Energieproduktion sinkt. Irgendwann wird das Zuviel an Zucker in Fett umgewandelt und landet als Speck auf Hüften und Bauch.

Magnesium ist also unerlässlich – sowohl um die Traumfigur zu erreichen als auch um sie zu behalten. Insbesondere wer weniger oder gar einseitig isst, um Pfunde zu verlieren, sollte einen ausgewogenen Spiegel mit Magnesiumöl sichern, da über die Nahrung vermutlich zu wenig von dem Mineral zugeführt wird. Eine tägliche Massage der »Problemzonen« mit Magnesiumchloridlösung sorgt nicht nur für die optimale Aufnahme des Minerals, sondern wirkt sich auch positiv auf Ihr Bindegewebe aus (siehe dazu ab S. 78). Und: Magnesium unterstützt Sie darin, sportlich aktiv zu sein – Ausdauertraining wiederum hilft, die Pfunde zu schmelzen.

Bei Diabetes: Blutzucker besser verwerten

Manche Menschen können einzelne Nährstoffe nicht richtig nutzen, sodass in den Zellen nicht das landet, was für einen funktionierenden Stoffwechsel benötigt wird. Dann liegt eine Stoffwechselstörung vor. Ein Beispiel hierfür ist Diabetes:

Die Zuckerkrankheit stellt eine Kohlenhydrat-Stoffwechselstörung dar. Typ-1-Diabetes ist eine Autoimmunerkrankung, die bewirkt, dass die Bauchspeicheldrüse nur wenig oder gar kein Insulin produziert. Bei Typ-2-Diabetikern ist zwar Insulin vorhanden, doch es wirkt nicht richtig; die Zellen nehmen die Glukose nicht auf, der Zucker bleibt im Blut.

Laut Schätzungen der International Diabetes Federation (IDF) sind weltweit bereits 382 Millionen Menschen zwischen 20 und 79 Jahren zuckerkrank; rund 7,5 Millionen beziehungsweise zwölf Prozent sollen es in Deutschland sein. Die Dunkelziffer der Betroffenen ist tatsächlich hoch, denn es wird längst nicht jeder Diabetes diagnostiziert. Zudem handelt es sich bei Typ-2-Diabetes um eine schleichende Erkrankung, bei der die Insulinresistenz mit der Zeit zunimmt. Die Bauchspeicheldrüse muss in der Folge ständig mehr des Hormons produzieren, erschöpft sich schließlich und quittiert den Dienst.

Magnesium erfüllt im Zuckerstoffwechsel eine wichtige Rolle: Das Mineral sorgt einerseits dafür, dass das von der Bauchspeicheldrüse hergestellte Insulin in den Zellen ankommt, indem es die Zelle »öffnet«, sodass die Glukose hineintransportiert werden kann. Andererseits kann das wichtige Magnesium nur mithilfe des Insulins in die Zellen gelangen; bei einer bestehenden Insulinresistenz nimmt die Zelle kein Magnesium auf, es wird durch den Urin ausgeschieden.

Mehrere wissenschaftliche Studien belegen, dass Menschen mit einem erhöhten Risiko für die Entwicklung einer Typ-2-Diabetes von der Gabe hoher Magnesiumdosen profitieren: Die

Erkrankungswahrscheinlichkeit sinkt signifikant, da sich die Wirksamkeit des Insulins durch das Mineral verbessert. Auch Patienten, die bereits an Diabetes leiden, haben nachweisliche Vorteile durch Magnesium: Untersuchungen zufolge nimmt die Insulinresistenz bei einer Magnesiumtherapie ab. Ein Mangel des Minerals hingegen fördert die Entstehung der Zuckerkrankheit und lässt das Risiko typischer Folgeerkrankungen wie Netzhaut-, Nieren- und Nervenschäden sowie gefährliche Durchblutungsstörungen der großen Gefäße deutlich ansteigen.

Bei Übersäuerung: Sanft entsäuern und entgiften

Sauer macht lustig? Ihren Körper nicht. Bestimmt haben Sie schon einmal von Übersäuerung und der Bedeutung eines ausbalancierten Säure-Basen-Haushalts gehört. Ungesunde Ernährung mit vielen verarbeiteten beziehungsweise künstlich hergestellten Lebensmitteln gehört zu den Hauptverursachern eines Säureüberschusses in Ihrem Organismus. Ob eine Zutat ein Säurebildner ist, verrät übrigens nicht der Geschmack; Zitronen zum Beispiel schmecken ausgesprochen sauer, sind aber basenbildend. Ist Ihr Körper »sauer«, sprechen Mediziner von chronisch latenter Azidose (CLA). Sie spüren das durch Symptome wie zum Beispiel verstärkte Müdigkeit und Konzentrationsschwäche, erhöhte Infektanfälligkeit, Haarausfall und brüchige Nägel, Muskel- und Gelenkschmerzen.

Doch es sind nicht nur Säuren, die unserem Körper zu schaffen machen: Zusätzlich zu Fast Food, Alkohol und Zucker plagen wir ihn oft auch noch mit der Einnahme von Medikamenten, wir rauchen Zigaretten und lassen uns beim Radiologen bestrahlen. Vieles davon lässt sich nicht umgehen, doch diese Erkenntnis allein hilft dem Organismus nicht: Er muss schließlich mit all den Giften und schädigenden Substanzen fertigwerden.

Magnesium unterstützt ihn dabei auf wertvolle Art und Weise. Es fördert die Bildung des Antioxidans Glutathion (GSH), das nicht nur als zellulärer Jungbrunnen gilt und freie Radikale fängt, sondern auch die Belastung durch Schwermetalle reduziert. Toxine (giftige Ablagerungen) von Blei, Quecksilber, Chrom und Aluminium werden mithilfe des aus drei Aminosäuren bestehenden Tripeptids ausgeleitet.

Wer auf die Einnahme von Medikamenten angewiesen ist, sollte unbedingt auf seine Magnesiumzufuhr achten: Viele Präparate sind wahre Magnesiumräuber. Zudem vermuten Experten, dass zur Entgiftung vermehrt Magnesium ins Blut abgegeben wird, was die geringen Vorräte noch schneller versiegen lässt.

Zwei 20- bis 30-minütige Bäder pro Woche mit Magnesiumchloridzusatz (Lösung zwischen 1 und 3 Prozent verwenden, nicht höher) sowie alternativ die Anwendung von Magnesiumölspray zweimal täglich sorgen für eine rasche Steigerung Ihres Magnesiumspiegels.

Bei Verstopfung: Den trägen Darm in Schwung bringen

Kennen Sie das auch? Bei Stress essen wir unregelmäßig und auch nicht unbedingt vollwertig. Ballaststoffe bleiben auf der Strecke – und plötzlich sagt der Darm »rien ne va plus« (nichts geht mehr). In Deutschland leiden rund 16 Millionen Menschen unter Darmträgheit; dennoch ist Obstipation, wie Mediziner die Verstopfung nennen, noch immer ein Tabuthema. Ein schmerzhaftes noch dazu: Es drückt und zwickt im Bauch, Blähungen entstehen, und Betroffene verbringen viel Zeit auf dem stillen Örtchen – ohne Erfolg.

Mehrere Tage keinen Stuhl absetzen zu können ist jedoch nicht nur unangenehm, sondern kann auch riskante Folgen haben. Doch gleich zur chemischen Keule in Form eines Abführmittels greifen? Das muss nicht sein. Magnesiumchloridlösung ist in dieser Situation sogar zweifach empfehlenswert: Sie hat nämlich, oral eingenommen, leicht abführende Wirkung. Daher gilt bei anderen Indikationen oftmals die äußere Anwendung des Öls als verträglicher; über die Haut (transdermal) ist zudem die vollständige Aufnahme des Minerals möglich, wohingegen beim Weg über den Magen-Darm-Trakt nur rund 30 bis 60 Prozent verwertet werden. Da bei Verstopfung die laxative (abführende) Wirkung des Magnesiums jedoch erwünscht ist, sollten Sie die Magnesiumchloridsole in diesem Fall schlucken. Probieren Sie es mit täglich fünf Schnapsgläschen à 20 Milliliter Inhalt: Bei der geläufigen 3-prozentigen Lösung (hierfür werden 30 g Magnesiumchlorid in 1 Liter Wasser gelöst) führen Sie so insgesamt ca. 358,5 mg reines Magnesium zu.

Der zweite Grund, warum Magnesium bei Verstopfung wichtig ist: Oftmals ist ein Mangel des Minerals der Auslöser der Obstipation. Magnesium ist schließlich unter anderem für die Aktivierung von Enzymen erforderlich. Die sind für die Verdauung unverzichtbar; mangelt es an Enzymen, kann der Speisebrei nicht ausreichend bearbeitet werden. Auch zur Produktion von Gallenflüssigkeit und für eine ungestörte Funktion der Darmmuskulatur ist Magnesium erforderlich. Um einem Mangel vorzubeugen, können Sie das Magnesiumöl dann aber wie gewohnt zur besseren Aufnahme äußerlich anwenden.

Bei Gallen- und Nierensteinen: Verhärtungen lösen

Zwar handelt es sich bei beiden um völlig unterschiedliche Arten von Verfestigungen körpereigener Stoffe – doch haben Nieren- und Gallensteine zwei Gemeinsamkeiten. Die erste ist: Sie können bei Betroffenen arge Schmerzen auslösen. Die andere: Magnesium kann sie verschwinden lassen.

Nierensteine treten bei rund fünf Prozent der Deutschen auf. Männer sind von den meist aus Kalziumoxalat bestehenden Verhärtungen doppelt so oft betroffen wie Frauen. Dafür bilden sich in 15 von 100 weiblichen Körpern Gallensteine (Hauptbestandteil ist überwiegend Cholesterin), wohingegen es nur etwa acht von 100 Männern »erwischt«. Heutzutage gibt es diverse Methoden, solche Verklumpungen zu entfernen beziehungsweise zu zerstören, etwa operativ, mit Medikamenten oder durch Stoßwellen. Doch all diese Methoden bergen natürlich ihre spezifischen Behandlungsrisiken. Zudem leiden die Patienten bis dahin erst einmal unter häufig massiven Beschwerden; Nieren- und Gallenkoliken sind bekanntermaßen äußerst schmerzintensiv. Besser ist es also in jedem Fall, es gar nicht so weit kommen zu lassen. Hier setzt die transdermale Magnesiumtherapie an. Denn das Mineral ist nicht nur allgemein für eine funktionierende Kalziumversorgung erforderlich und kann bei ausreichender Gabe Kalziumverkalkungen und -verklumpungen reduzieren oder gar verhindern. Studien wiesen nach, dass die tägliche Gabe von Magnesium (je nach Untersuchung in Kombination mit Vitamin B6) die Entstehung beziehungsweise erneute Bildung von Nierensteinen zu über 90 Prozent verhindern konnte.

Ähnliches gilt für Gallensteine: Auch hier zeigte sich die positive Wirkung des Minerals in zahlreichen Untersuchungen. Langfristige Anwendung von Magnesium reduzierte die Bildung von Gallensteinen um rund ein Drittel. Da innerlich eingenommenes Magnesium Auswirkungen auf die Verdauung haben kann, ist insbesondere für die Langzeitanwendung Magnesiumöl zur äußerlichen Therapie empfehlenswert.

Magnesiumöl für die Frauengesundheit

Bei Menstruationsbeschwerden: Uterusmuskulatur entspannen

Für Millionen Frauen ist es jeden Monat das Gleiche: Die Periode kommt und mit ihr Krämpfe, Schmerzen sowie starke Blutungen. Auch Kopfweh bis hin zu Migräne sind häufige unangenehme Begleiter der »Tage«. Experten vermuten, dass das Absinken der Hormonspiegel der Auslöser des Brummschädels ist. Zur Vorbeugung von Kopfschmerzen hat sich die regelmäßige Magnesiumgabe als sehr wirksam herausgestellt, doch das Mineral ist auch zur Behandlung weiterer menstrueller Beschwerden sinnvoll.

So ist Magnesium unter anderem dafür verantwortlich, dass sich die Muskeln in unserem Körper zusammenziehen und anschließend wieder entspannen. Während es sich bei der Skelettmuskulatur um Muskeln handelt, deren Aktionen wir willentlich beeinflussen können, ist das bei denen der Gebärmutter nicht möglich. Es handelt sich dort nämlich um sogenannte glatte Muskulatur, wie sie zum Beispiel auch im Darm vorkommt; diese wird vom vegetativen Nervensystem gesteuert. Wir können also nicht sagen: »Entspann dich mal, Uterus«, sondern sind darauf angewiesen, dass das VNS die nötigen Impulse dazu gibt. Zudem steigen bei Stress die Symptome der Dysmenorrhoe (Menstruationsbeschwerden) und deren Intensität an. Magnesium kann hier nicht nur helfen, die innere Balance wiederzuerlangen, sondern unterstützt auch nachweislich sowohl die Skelett- als auch die glatte Muskulatur in ihrer ungestörten Funktion und damit in der erforderlichen Entspannung nach der Anspannung.

Wer trotz Blutung in die Wanne gehen mag – dass es hierbei vermehrt zu Infektionen kommt, ist faktisch nicht richtig –, ist mit einem Bad mit (niedrig konzentriertem) Magnesiumölzusatz doppelt gut bedient, denn das Magnesium mindert die Krampfneigung, und die Wärme wirkt zusätzlich entspannend. Alternativ ist natürlich auch ein Fußbad möglich oder die sanfte Massage des Unterleibs mit Magnesiumchloridsole.

Bei PMS: Kalziummangel ausgleichen

Das Prämenstruelle Syndrom (PMS) betrifft bis zu drei Viertel aller Frauen, die ihre Regelblutung bekommen. Und es ist berüchtigt: Betroffene leiden in unterschiedlich starker Ausprägung unter vielfältigen physischen und psychischen Symptomen. Erstere variieren von Hitzewallungen, Wassereinlagerungen und Spannungsgefühlen in den Brüsten (Mastodynie) über Blähungen, Verstopfung sowie Unterleibsbeschwerden bis hin zu Rücken- und Kopfschmerzen. Die seelischen Auswirkungen des PMS sind ähnlich gravierend: Neben Schlafstörungen und Konzentrationsproblemen kann es auch zu lähmender Müdigkeit, Stimmungsschwankungen, Ängsten, Reizbarkeit und depressiver Verstimmung kommen.

So weit gefächert die Begleiterscheinungen sind, so unterschiedlich ist auch die jeweilige Dauer der Beschwerden: Während sie bei mancher Frau schon 14 Tage vor der Menstruation beginnen und im Regelfall mit einsetzender Blutung verschwinden, verspüren andere erst kurz vorher die Symptome, die in manchen Fällen auch über den Beginn der Tage hinweg anhalten.

Die Ursachen des Prämenstruellen Syndroms sind noch nicht hinlänglich erforscht; neben einem hormonellen Ungleichgewicht steht auch Kalziummangel im Verdacht. Dass zwischen den zyklusbedingten Schwankungen des Mineralstoffspiegels und des PMS ein Zusammenhang besteht, wurde in Untersuchungen bereits nachgewiesen. Ebenso belegen Studien, dass das Syndrom bei kalziumreicher Ernährung seltener auftritt. Allerdings ist eine optimale Verwertung von Kalzium nur in Kombination mit einem Magnesiumkonto im Plusbereich möglich: Deshalb ist die Anwendung von Magnesiumchloridlösung im Hinblick auf die Kalziumversorgung sinnvoll. Zudem kann Magnesium die Stresssensibilität verringern und so eine positive Stimmung wie gute Nerven fördern (siehe Kapitel »Magnesiumöl für die Seele«, ab S. 63). Auch bei PMS ist die transdermale Magnesiumtherapie deshalb besonders in Form beruhigender Bäder empfehlenswert.

Bei unerfülltem Kinderwunsch: Zeugungs- und Empfängnisfähigkeit fördern

Die Liebe mit einem Baby krönen – das wünschen sich viele Paare ab einem bestimmten Zeitpunkt der Beziehung. Doch nicht immer klappt es damit auf Anhieb. Je länger die Phase andauert, in der das »Üben« nicht zum Erfolg führt, umso belastender ist es oft für beide Partner. Doch auch wenn es von den Medien häufig anders dargestellt wird: Die Befruchtung ist ein komplexer physischer Prozess, und selbst unter optimalen Bedingungen und mit unter 30 Jahren beträgt die Wahrscheinlichkeit, schwanger zu werden, nur 15 Prozent im Monat. Mit über 30 beziehungsweise über 35 sinkt die Chance noch weiter. Gerade deshalb sollten Menschen mit Kinderwunsch sehr genau auf ihre Lebensgewohnheiten achten und ungünstige Faktoren so weit wie möglich reduzieren. So können sich zum Beispiel Alkohol, Koffein und Nikotin negativ auf die Qualität der Eizellen und des Spermas auswirken. Auch Übergewicht und Stress minimieren die Wahrscheinlichkeit einer Schwangerschaft. Hier kann eine Magnesiumgabe schon regulierend Einfluss nehmen, da das Mineral die Reduktion der Pfunde ebenso begünstigt, wie es das Nervenkostüm stabilisiert. Grundsätzlich ist eine ausgewogene Magnesiumversorgung eine der vielen Voraussetzungen für die Empfängnis; auch während der Schwangerschaft sollten Sie unbedingt auf Ihren Mineralstoffspiegel achten. Magnesium gilt als »Fruchtbarkeitsmineral« und ist für beide Geschlechter gleichermaßen wichtig: Bei Männern reduziert Untersuchungen zufolge ein Magnesiummangel die Anzahl der reifen Spermien im Ejakulat und erschwert das Eindringen des Spermiums in die Eizelle. Frauen benötigen Magnesium unter anderem zur Reifung der Follikel. Da beide der künftigen Eltern Magnesium zuführen sollten, bietet sich zum Beispiel das Einreiben mit Magnesiumöl an – vielleicht sogar im Rahmen einer liebevollen Partnermassage …

Bei der Menopause: Auf die Hormonsituation reagieren

Es beginnt meist um das 45. Lebensjahr und dauert dann etwa zehn bis 15 Jahre: das Klimakterium. Die auch »zweite Pubertät« genannten Wechseljahre beschreiben eine Phase der Hormonumstellung – und sie sind von vielen Frauen aufgrund der häufigen Begleitbeschwerden gefürchtet. Schweißausbrüche, Herzrasen, Gewichtszunahme, Reizbarkeit und gedrückte Stimmung sind es unter anderem, die rund zwei Drittel der Frauen zu schaffen machen. Zudem kann die Knochendichte während der Wechseljahre stark abnehmen und Osteoporose begünstigen. Der dauerhafte Rückgang der Hormonproduktion von Östrogen und Progesteron führt eben zu umfangreichen Veränderungen, die nicht nur den Körper, sondern auch die Seele betreffen.

Früher wurde bei starken Symptomen meist die Hormonersatztherapie angewendet, doch das Verfahren ist aufgrund der zahlreichen und riskanten Nebenwirkungen (es steigt beispielsweise das Krebsrisiko signifikant an) umstritten. Abfinden müssen sich die betroffenen Frauen mit den Beschwerden aber nicht; schon einige Veränderungen im Alltag, insbesondere in der Ernährung, können dem Klimakterium den größten Schrecken nehmen. Um das drohende Plus auf der Waage zu verhindern, sind Speisen mit geringem Energie-, aber hohem Nährstoffgehalt empfehlenswert. Hintergrund: Der Kalorienbedarf sinkt während der Wechseljahre, es werden aber vermehrt Nährstoffe benötigt, da der Körper diese jetzt weniger gut aufnimmt. Das gilt natürlich auch für Magnesium, weshalb die äußerliche Anwendung mit Magnesiumöl im Klimakterium besonders anzuraten ist: So haben Sie eine bessere Kontrolle über die zugeführte Menge. Ein Mangel des Mineralstoffs ist jetzt unbedingt zu vermeiden: Studienmaterial aus den letzten fünf Jahren hat eindrucksvoll belegt, dass eine Minderversorgung während der Wechseljahre unter anderem zu Einschränkungen der Herzgesundheit führt. Da Magnesium zudem bei der Osteoporose-Prophylaxe und im Hinblick auf die mentale Ausgeglichenheit unerlässlich ist, sollten Sie auf die tägliche Gabe zur Wahrung eines hohen Spiegels achten.

Bei Einnahme der Antibabypille: Natürlich auf den Zyklus einwirken

Verhütung mit der »Pille« ist eine tolle Sache: Sie gilt bei richtiger Anwendung als sehr sicher und komfortabel; die Compliance (Regeltreue) unter den Nutzerinnen ist hoch. Doch wo viel Licht, da viel Schatten: Das Kontrazeptivum (Verhütungsmittel) kann eine Reihe von Nebenwirkungen verursachen. Unter anderem löst die Einnahme bei vielen sinkende Vitamin- und Mineralstoffspiegel aus und daraus resultierende Mangelerscheinungen. Betroffen sind beispielsweise Vitamine der B-Gruppe wie B2, B6 und B12; auch der Folsäurespiegel (Vitamin B9) kann durch die künstlichen Hormone drastisch abnehmen. Doch die Tabletten beeinträchtigen nicht nur den Vitamin-B-Stoffwechsel: Gleichzeitig erhöht sich mit der Einnahme auch der Bedarf an B-Vitaminen. Ebenso sieht's mit Magnesium und Zink aus: Die Pille schränkt die Aufnahme der Stoffe ein, steigert jedoch parallel die benötigte Menge. Auch mehr Vitamin C ist unter der Pille erforderlich; Sie wissen ja bereits, dass das Vitamin Magnesium als Aktivator braucht.

Ein Magnesiummangel kann gleich mehrfach gefährlich werden und begünstigt zudem eine Unterversorgung anderer wichtiger Nährstoffe. Vermeiden Sie das, indem Sie das Öl während der Pilleneinnahme täglich anwenden. Eine höhere Dosierung als die durchschnittlich von der DGE empfohlenen 300 bis 400 mg ist dabei aufgrund des erhöhten Bedarfs anzuraten. Wer 600 mg reines Magnesium zuführen möchte, sollte mindestens 5 g in Wasser gelöstes Magnesiumchlorid transdermal anwenden. 6 g entsprechen etwa 1 Teelöffel und beinhalten ungefähr die von Dr. Sircus empfohlenen 700 mg. Die Konzentration kann zwischen 1 und 4 Prozent variieren; für die 3-prozentige Lösung lösen Sie 30 g Magnesiumchlorid in 1 Liter Wasser auf.

Magnesiumöl für das Herz-Kreislauf-System

Bei Hypertonie: Den Blutdruck senken

Die Zahl der Bluthochdruckpatienten hat sich in den letzten Jahrzehnten weltweit vervielfacht – aber vor allem in den Industrienationen. Der Grund: Hypertonie ist eine »Wohlstandskrankheit«; sie entwickelt sich gehäuft dort, wo Essen nicht nur im Überfluss zur Verfügung steht, sondern auch in großen Mengen Zucker und chemisch behandelte Zutaten enthält. Also genau da, wo auch Magnesiummangel großflächig auftritt. Das Gefährliche an der Hypertonie: Wir bemerken sie über lange Zeit gar nicht. Symptome wie Nasenbluten, Schwindelgefühle und Kopfschmerzen zeigen sich oft erst nach Jahren und werden dann nicht selten missgedeutet. Doch während wir uns nichtsahnend fit fühlen, leiden unsere Gefäße unter permanentem Stress: Die Wände werden porös, es lagern sich Rückstände ab (Arteriosklerose), die Arterien verengen sich. Um alle Organe dennoch ausreichend mit Nährstoffen und Sauerstoff zu versorgen, muss das Herz ständig stärker pumpen und nimmt mit der Zeit immer mehr Schaden. Von außen ist das kaum zu erkennen; das hat dem Bluthochdruck den Beinamen »heimlicher Killer« eingebracht.

In Deutschland sind Schätzungen zufolge bis zu 30 Prozent der Bevölkerung von Hypertonie betroffen: Hiervon sprechen Fachleute, wenn mindestens eine Komponente des Blutdrucks bei verschiedenen Messungen an mehreren Tagen über 140 zu 90 mmHg (in der Arztpraxis) beziehungsweise 135 zu 85 mmHg liegt (zu Hause; Werte der Deutschen Herzstiftung).

Magnesium hat positive Auswirkungen auf die Gefäße, da es erweiternd wirkt und somit den Blutfluss erleichtert. Zudem kann die Verkalkung der Adern mit dem Mineralstoff gesenkt werden. Ein Mangel an Magnesium, das haben zahlreiche Studien der letzten zehn Jahre bewiesen, begünstigt hingegen die Entstehung von Hypertonie beziehungsweise kann den Bluthochdruck sogar auslösen. Wenn Sie bei Messungen feststellen, dass Ihr Ergebnis grenzwertig ist, sollten Sie daher umgehend mit transdermaler Magnesiumtherapie beginnen. Die Höhe der Gabe variiert je nach Vorerkrankung und einzunehmenden Medikamenten: Leiden Sie bereits unter Herzrhythmusstörungen, empfiehlt die Deutsche Herzstiftung eine tägliche Dosis von 10 mmol (ca. 243 mg). Auswertungen verschiedener Untersuchungen zeigten, dass bei einer Supplementierung in den Höhen 150 mg, 300 mg und 450 mg die höchste Gabe die deutlichste Verbesserung des Bluthochdrucks herbeiführte. Zudem legten die Daten den Schluss nahe, dass ein grenzwertiger Blutdruck auch bei keinem nachgewiesenen Magnesiummangel durch die Anwendung von Magnesium stabilisiert werden konnte beziehungsweise zur Unterstützung einer medikamentösen Behandlung erfolgreich war.

Bei hohen Blutfettwerten: Cholesterinspiegel regulieren

Zunächst einmal: Auch wenn es häufig so propagiert wird, hat Cholesterin nicht zwangsläufig eine gesundheitsschädliche Wirkung. Ganz im Gegenteil ist es sogar überlebenswichtig: Wir benötigen Cholesterin für die Produktion verschiedener Hormone, zum Beispiel der Geschlechtshormone. Auch zur Instandhaltung der Zellmembranen und für viele Stoffwechselvorgänge im Gehirn ist es erforderlich. Der Körper stellt die hierfür benötigte Menge der fettähnlichen Substanz von circa 0,5 bis 1 g täglich überwiegend selbst her, vor allem in der Leber. Nur etwa ein Viertel wird über die Nahrung aufgenommen – eine Ernährungsumstellung zur Veränderung des Cholesterinspiegels kann also nur begrenzten Einfluss nehmen. Da Cholesterin als Fett nicht wasserlöslich ist, verbindet es sich zum Transport durch die Blutbahn mit sogenannten Lipoproteinen, wasserlöslichen Eiweißen. Und genau in diesen liegt die Krux des Cholesterins. Es gibt nämlich zwei Sorten: LDL (Low Density Lipoprotein) und HDL (High Density Lipoprotein). Beide sind Gegenspieler; während das LDL schädliche Ablagerungen an den Gefäßwänden verursacht (Arteriosklerose), hilft das HDL dabei, diese haftenden Plaqueteilchen abzusammeln und zurück zur Leber zu führen.

Zirkuliert viel LDL-Cholesterin in Ihren Adern, steigt die Gefahr für Arteriosklerose und damit für diverse riskante Herz-Kreislauf-Erkrankungen. Je mehr HDL dagegen in Ihnen arbeitet, umso besser sind Ihre Gefäße geschützt. Entscheidend ist also nicht der Cholesterinspiegel an sich, sondern das Verhältnis der beiden Lipoproteine – der Quotient.

Magnesium dient unter anderem dazu, ein Enzym zu aktivieren, das für die Senkung des »schlechten« LDL benötigt wird; es erhöht gleichzeitig auch die Menge des »guten« HDL. Zudem reguliert Magnesium die Produktion von Cholesterin, indem der Mineralstoff bei ausreichender Menge das zur Herstellung erforderliche Enzym HMG-CoA-Reduktase verlangsamt; ist dagegen mehr Cholesterin nötig, wirkt Magnesium als beschleunigender Enzymturbo.

Bei Arteriosklerose: Gefäße entlasten

Sie wird auch Gefäßverkalkung genannt: Bei Arteriosklerose lagern sich in den Arterien, also den Adern, die sauerstoffreiches Blut vom Herzen zu den Organen und Muskeln transportieren, sogenannte Plaques ab. Hierbei handelt es sich tatsächlich häufig um Anhaftungen aus Kalk, aber auch aus Blutfetten, Blutgerinnseln und Bindegewebe. Diese Aderverengungen können in allen Arterien des Körpers auftreten, bilden sich aber vermehrt dort, wo der Blutfluss durch physikalische Bedingungen behindert ist, wie etwa bei Gefäßverzweigungen. Plaques machen die Arterien natürlich enger, auch die Elastizität der Gefäße sinkt durch Arteriosklerose. Die Folgen sind je nach Körperstelle unterschiedlich und alle gravierend: Die koronare Herzkrankheit ist ein Resultat verengter Herzkranzgefäße, Behinderungen im Blutfluss der Halsschlagader können Lähmungen und Sprachstörungen auslösen, bei durch die periphere arterielle Verschlusskrankheit (pAVK) verengten Arterien in Becken und Beinen müssen Betroffene mit Muskelschmerzen und Impotenz rechnen.

Arteriosklerose in den Nierengefäßen sorgt im schlimmsten Fall für ein Nierenversagen. Man muss es so deutlich formulieren: Folgeerscheinungen der Arteriosklerose sind die häufigste Todesursache in den westlichen Industrienationen.

Eine hoch dosierte Magnesiumzufuhr kann der gefürchteten Erkrankung gleich mehrfach entgegenwirken: Diverse Studien belegen, dass sich die Gefäßablagerungen durch das Mineral verringern lassen beziehungsweise Arteriosklerose sogar mit Magnesium verhindert werden kann. Die durchschnittliche Gabe lag bei 338 mg täglich; je höher die Dosis der Probanden, desto geringer war die individuelle Arterienverkalkung. Dass sich Magnesium protektiv auf das Herz-Kreislauf-System auswirkt, ist heute erwiesen. Die genauen Hintergründe sind zwar bisher nicht vollständig erforscht, doch zeigte sich unter anderem, dass beispielsweise eine hohe Magnesiumkonzentration im Blutserum mit einer geringeren Gefäßwanddicke der Halsschlagader einhergeht. Die tägliche Anwendung von Magnesiumöl hilft daher, die Gesundheit Ihrer Arterien zu erhalten und zu fördern.

Bei Infarktrisiko: Herzrhythmusstörungen verhindern

Gerät unsere »Pumpe« aus dem Takt, schlägt es zu langsam (Bradykardie), unregelmäßig (Arrhythmie) oder beginnt zu rasen (Tachykardie), ist das für den Betroffenen meist sehr beklemmend. Nicht umsonst wird das Herz »Motor des Lebens« genannt – und dieser sollte besser schnurren wie ein Kätzchen und nicht stottern oder Ähnliches. Zu Herzrhythmusstörungen kommt es, wenn der im Herzvorhof gelegene Sinusknoten die elektrischen Impulse, die für den Herzschlag erforderlich sind, nicht ordnungsgemäß erzeugt. Auch die Weiterleitung der Impulse kann gestört sein; ebenso kommt die Bildung zusätzlicher Signale in der Kammer oder im Vorhof vor.

Zwar sind nicht alle Herzrhythmusstörungen gefährlich, einige jedoch, wie das Kammerflimmern, können lebensbedrohlich werden. Die Ursachen eines durcheinandergeratenen Herzschlags sind vielfältig. Eine Herzmuskelentzündung kann auslösend sein, auch bestimmte Medikamente, Genussgifte wie Alkohol und Nikotin oder eine Schilddrüsenüberfunktion. Häufig verbirgt sich jedoch ein Ungleichgewicht im Elektrolythaushalt dahinter; ein zu niedriger pH-Wert sowie vor allem Veränderungen der Kaliumkonzentration im Blut verursachen die Herzstolperer bei vielen Patienten.

Kalium und Magnesium sind extrem wichtig für die Bildung der elektrischen Impulse und für die erfolgreiche Weiterleitung der Signale. Entscheidend für die Stabilisierung der Herzzellen ist die Verteilung der Stoffe; sowohl ein Kalium- als auch ein Magnesiummangel kann zur Übererregung der Zellen und damit zu Extrasystolen (zusätzlichen Herzschlägen) führen.

Magnesium kommt eine besondere Bedeutung zu, da ein Kaliummangel nur bei einem ausreichenden Magnesiumspiegel reguliert werden kann. Besteht ein Mangel an Magnesium, verstärkt dies die Symptome des Kaliumdefizits. Eine

Magnesiumgabe in hoher Dosierung hat daher nachweislich positive Effekte auf das Herz-Kreislauf-System: Es normalisiert die Herzfrequenz und schützt das Herzmuskelgewebe. So wird der Mineralstoff unter anderem erfolgreich bei Tachykardien und akuten Myokardinfarkten zur Behandlung eingesetzt. Eine prophylaktische tägliche Anwendung mit Magnesiumöl kann Herzrhythmusstörungen reduzieren beziehungsweise sie gar nicht erst entstehen lassen.

Bei Metabolischem Syndrom: Rechtzeitig gegensteuern

Kommen vier für unsere Gesundheit ungünstige Faktoren zusammen, sprechen Mediziner vom Metabolischen Syndrom. Hierbei handelt es sich um

- deutliches Übergewicht mit Bauchfetteinlagerung
- einen gestörten Kohlenhydratstoffwechsel, der zu einem erhöhten Blutzuckerspiegel führt
- einen gestörten Fettstoffwechsel
- Hypertonie.

Außerdem kann das Metabolische – heißt so viel wie »stoffwechselbedingte« – Syndrom auch mit einer erhöhten Harnsäurekonzentration, einer verstärkten Blutgerinnung und geringgradigen Entzündungsvorgängen im Körper einhergehen.

Da jedes Einzelne der vier typischen Krankheitsbilder bereits das Risiko für Herz-Kreislauf-Erkrankungen und Schäden an den Blutgefäßen erheblich steigert, nennt man die

Kombination plastisch »tödliches Quartett«. Etwa ein Viertel der Deutschen ist bereits vom Metabolischen Syndrom betroffen – Tendenz steigend. Alarmierend: Während früher in erster Linie über 60-Jährige am Metabolischen Syndrom krankten, sind heute immer mehr Patienten Kinder und Jugendliche.

Hinter dem als Vorstufe des Typ-2-Diabetes geltenden Syndrom stecken aber nicht nur Bewegungsmangel und zu fettes, zuckerlastiges Essen, sondern häufig auch ein niedriger Magnesiumspiegel. Eine große amerikanische Studie wies bereits 2006 nach, dass die reiche Zufuhr von Magnesium das Risiko für ein Metabolisches Syndrom verringert; das von Probanden mit der höchsten Mineralstoffdosis lag rund 30 Prozent niedriger als das der Versuchspersonen mit der geringsten täglichen Magnesiummenge. Noch klarere Ergebnisse lieferte eine Untersuchung von 2013: Hier sank die Wahrscheinlichkeit einer Insulinresistenz bei ausreichender Magnesiumversorgung um 63 Prozent.

Das Mineral verringert aber nicht nur das Risiko eines Metabolischen Syndroms, sondern kann sich bei bereits bestehendem positiv auf die einzelnen Risikofaktoren auswirken: Magnesium beeinflusst den Kohlenhydrat- und Fettstoffwechsel positiv und unterstützt bekanntermaßen auch die Regulation von Bluthochdruck und Insulinsensitivität.

Magnesiumöl für die Seele

Bei depressiver Verstimmung: Glückshormone freisetzen

Die Zahlen sind alarmierend: Rund fünf Prozent, also etwa vier Millionen Deutsche, leiden an einer behandlungsbedürftigen Depression, etliche Millionen mehr erleben zumindest depressive Episoden. Diese können natürlich vielerlei Auslöser haben – mittlerweile sind sich Forscher jedoch einig, dass bei Depressionen die Botenstoffe im Gehirn aus dem Gleichgewicht geraten sind. Das gilt insbesondere für die Neurotransmitter Serotonin und Noradrenalin. Auch das Stresshormon Cortisol ist bei Depressiven in erhöhter Menge in Blut und Urin nachweisbar.

Schon seit Beginn des 20. Jahrhunderts wird ein Zusammenhang zwischen Magnesiummangel und depressiven Verstimmungen untersucht. Die Ergebnisse der mittlerweile zahlreichen Studien sind erstaunlich: Zum einen kann ein Defizit des Minerals die Entwicklung von Depressionen und anderen psychischen Erkrankungen begünstigen. Auch die Symptome einer bereits bestehenden Depression verstärken sich, wenn der Betroffene nicht über ein ausreichendes Magnesiumdepot verfügt.

Andererseits ist Magnesium in der Lage, die Anzeichen einer Depression zu mindern, die Symptome zu verringern. Die dreimonatige Gabe von 450 mg Magnesium täglich konnte bei einer Untersuchung von Diabetikern deren depressiven Symptomen ebenso gut entgegenwirken wie ein herkömmliches Antidepressivum. Norwegische Wissenschaftler fanden gar heraus, dass eine defizitäre Magnesiumzufuhr ein größerer Risikofaktor für eine Depression ist als mangelnde Bewegung und eingeschränkte soziale Kontakte.

Die Hintergründe des positiven Einflusses von Magnesium auf die psychische Verfassung liegen auf der Hand: Das Mineral ist nicht nur für die Bildung des »Glückshormons« Serotonin erforderlich, sondern reguliert auch die Ausschüttung von Cortisol.

Tägliches Einreiben mit Magnesiumchloridlösung sorgt dafür, dass Ihre individuelle Wohlfühldosis – probieren Sie Mengen von 300 bis 700 mg Magnesium aus – ohne Verluste durch die Verarbeitung im Verdauungstrakt dort ankommt, wo sie benötigt wird.

Bei ADHS: Hyperaktivität dämpfen

Unkonzentriertheit, Unruhe, Hyperaktivität und Unaufmerksamkeit, Impulsivität, Gereiztheit – all das können die Symptome einer ADHS-Erkrankung, also des Aufmerksamkeits-Defizit-Hyperaktivitäts-Syndroms, sein. Es gibt aber auch ein anderes Defizit, das ähnliche Signale hervorruft: Magnesiummangel.

Häufig sind es Kinder, denen die Diagnose ADHS gestellt wird; auch Erwachsene können jedoch von der Erkrankung betroffen sein. Behandelt wird sie schulmedizinisch mit Medikamenten, die Amphetamine enthalten – Aufputschmittel. Diese bringen nicht nur gefährliche und sogar tödliche Nebenwirkungen mit sich, sie können auch dazu beitragen, die normale Entwicklung des Kindes zu unterdrücken. Aktuellen Prävalenzschätzungen zufolge sind rund fünf Prozent der deutschen Kinder von drei bis 17 Jahre von ADHS betroffen, bei etwa 60 Prozent bleiben die Symptome auch im Erwachsenenalter bestehen. Doch der verschreibungspflichtige Wirkstoff Methylphenidat, der bei ADHS häufig angewendet und von Erwachsenen nicht selten zum »Gehirndoping« genutzt wird, »heilt« die Krankheit nicht, sondern reduziert beziehungsweise unterdrückt bestenfalls die Symptome.

Renommierte Pädiater (Kinder- und Jugendmediziner) stehen der Behandlung daher oft kritisch gegenüber und fordern eine engmaschige Überprüfung der Magnesiumwerte bei Betroffenen. Nicht selten stellte sich in Untersuchungen das vermeintliche ADHS nämlich als Magnesiumdefizit heraus. Auch bei einem ausreichenden Spiegel kann die Gabe von Magnesium die Symptomintensität und -häufigkeit von ADHS deutlich senken.

Der Magnesiumbedarf von Kindern liegt unter dem von Erwachsenen: Die DGE empfiehlt für bis zu vier Monate alte

Säuglinge 24 mg täglich, bis zwölf Monate 60 mg. Von ein bis vier Jahre sollten Jungs und Mädchen jeweils 80 mg am Tag zu sich nehmen, bis sieben Jahre 120 mg und bis zehn Jahre 170 mg. Zehn- bis 13-jährige Mädchen benötigen 250 mg, gleichaltrige Jungs 230 mg. Von 13 bis 15 Jahre gilt wieder für beide Geschlechter eine Dosis von 310 mg laut der Deutschen Gesellschaft für Ernährung.

Da Kinderhaut meist sensibler ist als die Erwachsener, sollte bei den Kleinen Magnesiumöl nur in geringer Konzentration (maximal 1 Prozent) verwendet werden, am besten in Form eines Fußbades.

Bei innerer Unruhe: Mehr Gelassenheit gewinnen

Ruhig und zugleich kraftvoll sein, vor Energie strotzen – wünschen wir uns das nicht alle? Leider sieht der Alltag oft anders aus: Wir sind müde, ausgelaugt und können doch nicht abschalten. Eine klassische Falle, die nicht selten zum Burn-out führt.

Jeder kennt Situationen, in denen man besonders gefordert ist; ein neuer Job, Streit mit dem Partner, Umzug … In dieser Zeit Unruhe zu verspüren, die dann aber mit dem Einkehren der gewohnten Routine wieder verschwindet, ist völlig normal. Hält die ständige Nervosität jedoch weiterhin an, kann sie auf Dauer massive körperliche Auswirkungen zur Folge haben. Auch bestimmte gesundheitliche Umstände wie etwa die Wechseljahre oder die Einnahme von Medikamenten können innere Unruhe auslösen. Der Leidensdruck Betroffener ist oft groß.

Finden Sie sich nicht mit Nervosität ab, sondern steuern Sie gegen: Neben zum Beispiel dem Erlernen einer Entspannungstechnik trägt auch ein ausgeglichener Magnesiumspiegel zur ausgeglichenen Psyche bei.

Das Mineral, das als »Salz der inneren Ruhe« gilt, reguliert die Erregbarkeit Ihrer Zellen. So wie sich Ihre Muskeln bei stabiler Magnesiumversorgung nach der Anspannung wieder entspannen, so geht es auch allen anderen Zellen. Magnesium erweitert die Blutgefäße, sodass der Blutdruck sinkt und der Lebenssaft ungehindert fließen kann. Die Sauerstoffversorgung funktioniert; eine Grundvoraussetzung für physische und psychische Belastbarkeit. Zudem kurbelt Magnesium die körpereigenen Kraftwerke in den Zellen an, die Mitochondrien. Sie produzieren unsere Energie – das Mineral sorgt dafür, dass sie dieser Aufgabe nachkommen können.

Gerade bei abendlicher Nervosität ist ein Vollbad mit Magnesiumchloridzusatz sinnvoll; es ermöglicht bessere Schlafqualität und hilft, die nächtlichen Regenerationsvorgänge zu optimieren. Damit Sie am nächsten Tag leistungsfähig und gelassen erwachen, ganz egal, was die kommenden Stunden bringen mögen.

Bei Stress: Nervenfunktionen stärken

Für 57 Prozent der Deutschen ist Stress Alltag. Manchmal oder öfter fühlen sie sich von allen Anforderungen überfordert; laut Umfrage einer gesetzlichen Krankenkasse ist gar jeder fünfte Bundesbürger dauergestresst. Doch was ist das überhaupt, Stress? Das englische Wort für »Druck« entstammt dem lateinischen »stringere« – für »anspannen« – und bezeichnet physische und psychische Reaktionen, die die Bewältigung besonderer Aufgaben ermöglichen, aber zu körperlicher und geistiger Belastung führen. Es gibt verschiedene Arten von Stress, etwa Eustress und Distress. Während Ersterer als »positiver« Stress gilt, da er den Körper in einen Erregungszustand versetzt, der zu maximaler Leistung befähigt, ist Letzterer als negativ anzusehen, da er überfordernd wirkt und der Körper nicht in der Lage ist, auf diese Belastung zu reagieren. Beide Formen sind dauerhaft ungesund; langfristiger Eustress, etwa durch Doping oder Aufputschmittel, erzeugt im Organismus eine Gewöhnung, die nach immer höheren Dosen verlangt. Erfolgen diese nicht, entsteht ein Mangel, der in die Empfindung von Distress mündet. Distress wiederum, bei der sich die im Körper freigesetzte Energie nicht entladen kann, hat massive Auswirkungen auf die Gefäß- und Herzgesundheit, zum Beispiel durch Bluthochdruck. Auch Erkrankungen des Magen-Darm-Trakts und erektile Dysfunktion können daraus resultieren.

Die stressabschirmende Wirkung von Magnesium ist schon seit den Siebzigerjahren bekannt. Das Mineral kann die Überaktivität des Stresshormonsystems dämpfen und so die übermäßige Bildung der Botenstoffe regulieren. Ein Mangel an Magnesium bewirkt das Gegenteil: Es macht uns anfälliger für Stress. Da Magnesium bei körperlicher und seelischer Anspannung vermehrt benötigt und ausgeschieden wird, entsteht so rasch ein ungünstiger Kreislauf, den Sie nur durch die Gabe von Magnesium durchbrechen können. Untersuchungen belegen, dass der Bedarf bei Stress signifikant steigt; viele Gestresste benötigen gar die doppelte Menge der im Normalfall empfohlenen Dosis.

Bei Ängsten: Panikattacken reduzieren

Plötzlich bleibt ihnen die Luft weg, sie zittern am ganzen Körper, der Puls rast, und Schweiß strömt aus jeder Pore: Menschen, die unter einer Panikstörung leiden, kennen diese Gefühle. Warum die wiederkehrenden und nicht vorhersehbaren Attacken auftreten, ist nicht vollständig geklärt. Sicher scheint bisher eine genetische Komponente; eine gestörte Botenstoffaktivität in bestimmten Hirnregionen begünstigt die Entstehung der Krankheit. Viele Faktoren spielen bei der Entwicklung der Panikstörung eine Rolle. Meist realisieren die Betroffenen zunächst nicht, dass es sich um eine psychische Störung handelt; aufgrund der häufig sehr intensiv auftretenden körperlichen Symptome befürchten sie eine gravierende physische Erkrankung hinter den Attacken.

Eine Kognitive Verhaltenstherapie oder die panikfokussierte psychodynamische Psychotherapie kann bei Angststörungen gute Erfolge erzielen. Die bei der Diagnose häufig verschriebenen SSRI (Selektive Serotonin-Wiederaufnahme-Hemmer) haben ebenso wie Benzodiazepine heftige Nebenwirkungen; Letztere bergen zudem ein hohes Abhängigkeitspotenzial.

Bei Angst erhöht sich die Ausscheidung von Magnesium durch den Urin erheblich, sodass der Bedarf des Minerals entsprechend steigt. Die gleichzeitig durch den Stresszustand freigesetzten Katecholamine (spezielle Botenstoffe) vermindern zudem die Magnesiumkonzentration in den Zellen; auch hier liegt also ein erhöhter Verbrauch vor. Insgesamt setzt Magnesium die Erregbarkeit von Nerven und Muskeln herab, hat somit eine entkrampfende und beruhigende Wirkung. Andererseits führt eine Unterversorgung mit dem Antistressnährstoff nachweislich nicht nur zu einer verminderten physischen und psychischen Belastbarkeit, sondern kann Störungen der Nervenfunktionen und seelische Erkrankungen wie Depressionen und Angstzustände verstärken oder sogar auslösen. Vertreter der Orthomolekularmedizin, einer alternativmedizinischen Methode, die die teilweise hoch dosierte Verwendung von Vitaminen, Mineralstoffen und Spurenelementen zur Vermeidung und Behandlung von Krankheiten zum Ziel hat, empfehlen daher eine tägliche Gabe von mindestens 600 mg Magnesium. Dies wird auch von zahlreichen renommierten Schulmedizinern, die in der Mineralstoffforschung tätig sind, unterstützt.

Magnesiumöl für weitere Indikationen

Bei Fibromyalgie: Schmerzen lindern

Faser-Muskel-Schmerz – das bedeutet das komplizierte Wort Fibromyalgie. Die Beschreibung der Erkrankung ist jedoch noch viel komplizierter. Denn was genau hinter dem FMS (Fibromyalgiesyndrom) steckt, ist wenig bekannt: Forscher wissen mittlerweile über die Krankheit, die etwa ein bis zwei Prozent der Bevölkerung westlicher Industrienationen betrifft, dass es weder eine entzündliche noch eine rheumatologische und auch keine Stoffwechselerkrankung ist. Organe werden von Fibromyalgie nicht geschädigt.

Die Erkrankung wird heute als eine funktionelle Störung angesehen, bei der die Körperstrukturen nicht ordnungsgemäß zusammenarbeiten. Daraus resultierende Beschwerden sind vielfältig: Schmerzen und Müdigkeit gelten als Hauptsymptome; Kribbeln, Steifigkeit, Brennen und Taubheitsgefühle in den Muskeln kommen häufig hinzu, ebenso Schlafapnoe (Atemaussetzer), aber auch Reizdarmsymptome und Restless Legs. Typisch ist eine besondere Druckempfindlichkeit, insbesondere an über den Körper verteilten empfindlichen Druckpunkten, sogenannten Tender-Points. Sie dienen auch der Diagnosestellung: Reagiert der Patient bei elf der festgelegten 18 Tender-Points mit Schmerzen auf Druck, deutet dies auf das Fibromyalgiesyndrom hin.

Bis zur Diagnosestellung haben Betroffene durchschnittlich eine 2,4 Jahre andauernde Odyssee von Arzt zu Arzt hinter sich. Und dann? FMS gilt nach heutigem Kenntnisstand als nicht heilbar, Medikamente speziell für die Indikation Fibromyalgie gibt es nicht. Zur Therapie kommen deshalb häufig Bewegung, Patientenschulungen und die vorübergehende Einnahme von Antidepressiva zum Einsatz; muskelentspannende Mittel, Antirheumatika und die dauerhafte Anwendung von Schmerzmitteln sind nicht empfohlen.

Frappierend ist die Ähnlichkeit von FMS-Symptomen und denen eines Magnesiummangels. Eine Pilotstudie ergab, dass Probanden, die täglich entweder mit 300 mg Magnesium, 10 mg Amitriptylin oder einer Kombination aus beidem versorgt wurden, unter der Magnesiumtherapie deutlich unempfindlicher auf den Druck der Tender-Points reagierten. Bei der Kombi waren die Ergebnisse noch besser; das Antidepressivum allein konnte keine solche Wirkung erzielen. Die Autoren der Studie kamen zu dem Schluss, dass eine Unterversorgung mit Magnesium an der Entstehung der Krankheit beteiligt sein könnte. Weitere Untersuchungen bestätigen, dass eine hoch dosierte Magnesiumgabe Fibromyalgiebeschwerden lindern kann. Experten empfehlen daher eine tägliche Dosis von mindestens 300 mg, bei nachgewiesenem Mangel von 500 mg über einen Zeitraum von zunächst vier bis sechs Wochen.

Bei Tinnitus: Von Ohrgeräuschen befreien

Es pfeift, es scheppert, es sirrt ... Wer von andauernden beziehungsweise wiederkehrenden Ohrgeräuschen geplagt wird, hat häufig einen enormen Leidensdruck. Ein Tinnitus belastet den Alltag und kann das Leben Betroffener enorm einschränken. Dabei handelt es sich gar nicht um eine eigentliche Erkrankung, sondern vielmehr um ein Symptom, das verschiedenste Ursachen haben kann.

Mediziner unterscheiden zwischen einem »subjektiven« Tinnitus, den nur der Patient selbst hört. Bei einem seltenen »objektiven« Tinnitus hingegen kann der Arzt die Geräusche mit speziellen Geräten sogar messen – sie entstehen durch körpereigene Schallquellen nahe dem Innenohr. Hierbei kann es sich zum Beispiel um eine Gefäßverengung, verkrampfte Gaumen- oder Mittelohrmuskeln oder bestimmte Kiefergelenkprobleme handeln. Der deutlich häufigere subjektive Tinnitus entsteht unter anderem bei Lärmbelastung und Hörsturz, Trommelfelldefekten, aber auch bei Bluthochdruck, Hirnhautentzündungen, multipler Sklerose, Problemen mit der Halswirbelsäule. Als entscheidender auslösender Faktor gilt Stress: Die psychische Anspannung sorgt für eine verstärkte Ausschüttung des Hormons Cortisol, das die Fließeigenschaften des Blutes verschlechtern und die Gefäße verengen kann. In den Kapillaren (kleinen Blutgefäßen) des Innenohrs kann es so zu Verschlüssen kommen, die die Durchblutung stören.

Die Ohrgeräusche, die rund ein Viertel der Deutschen mindestens einmal im Leben akut und kurzfristig erwischen und etwa vier Prozent dauerhaft belasten, sollten möglichst rasch behandelt werden: Je früher die Therapie begonnen wird, desto besser sind die Heilungsaussichten. Neben anderen Maßnahmen wie Infusionen oder Tabletten mit entzündungshemmenden Mitteln, Sauerstofftherapie und der TRT (Tinnitus-Retraining-Therapie) empfehlen Fachleute sowohl bei akutem als auch bei chronischem Tinnitus die tägliche Gabe von Magnesium. Denn das Mineral dämpft die Cortisolausschüttung und verhindert den schädigenden übermäßigen Einstrom von Kalzium in die Haarzellen des Innenohrs. Die in Studien erprobten Dosierungen schwanken; vielfach wird eine »hohe Dosis« empfohlen. Probieren Sie im akuten Stadium 500 bis 600 mg pro Tag aus; bei chronischem Tinnitus kann die Menge auch geringer sein.

Bei Schuppenflechte: Psoriasis-Symptome bessern

Unsere Haut unterliegt einem stetigen Erneuerungsprozess. Innerhalb von etwa 28 Tagen ist die Oberfläche eines gesunden Menschen einmal runderneuert. Eine wichtige Funktion, die bei Psoriasis jedoch gestört ist. Die Zellen der Epidermis (oberste Hautschicht) wandern bei der Erkrankung viel schneller an die Hautoberfläche und verkürzen diesen Prozess auf etwa vier bis sieben Tage. In der Folge bilden sich silbrig glänzende Schuppen auf stark durchbluteter, roter Haut. Daher lautet die deutsche Bezeichnung auch charakteristisch »Schuppenflechte«, wohingegen der medizinische Name »Psoriasis« dem griechischen Begriff »psao« entlehnt ist: Er bedeutet so viel wie »ich kratze«. Das ist gleichzeitig der Hinweis auf ein weiteres Merkmal der Hauterkrankung; die betroffenen Stellen jucken nämlich in vielen Fällen.

Obwohl dies schon unangenehm genug ist, handelt es sich nicht um den einzigen Grund, warum Psoriasispatienten oftmals stark unter ihrer Erkrankung leiden. Die chronisch-entzündliche, erblich veranlagte Schuppenflechte ist zwar nicht ansteckend, aber für Mitmenschen gut sichtbar. Und die reagieren auf die auffälligen Hauterscheinungen Betroffener nicht selten ablehnend, sodass der soziale und berufliche Alltag von Psoriasisbetroffenen oft diversen Einschränkungen unterliegen kann. Eine vollständige Heilung der Erkrankung, die in Deutschland Schätzungen zufolge etwa zwei Millionen betrifft, ist ausgeschlossen. Doch lässt sich Psoriasis, die auch Gelenke, innere Organe und die Nägel in Mitleidenschaft ziehen kann, heute gut behandeln.

Magnesium und Magnesiumöl sind wichtige Helfer bei der Schuppenflechtetherapie: So hat sich zum Beispiel alternativmedizinisch die Anwendung von Meerwasser bewährt. Einer der wirksamsten Inhaltsstoffe davon ist Magnesium. Das können Sie jedoch auch konzentriert als Öl anwenden; etwa in Form eines Vollbades kann das Mineral die Hautstruktur und Elastizität verbessern sowie Feuchtigkeit zuführen – und das ohne Verunreinigungen, die sich womöglich im Meerwasser befinden. Ebenfalls gut sind Umschläge mit Magnesiumchloridlösung, die Sie auf beziehungsweise um die betroffenen Hautareale legen. Achtung: Ist die Haut wund, brennt das womöglich. Verwenden Sie in diesem Fall eine gering konzentrierte Lösung (1 Prozent), oder lassen Sie die Bereiche ganz aus.

Bei Augenlinsentrübung: Die Sicht klären

»Wer alt genug wird, bekommt auch einen grauen Star«, heißt es oft bei Augenärzten. Und tatsächlich sind die zunehmenden Lebensjahre der größte Risikofaktor für eine Trübung der Augenlinse. Hier sprechen die Ophtalmologen von einer »Alterskatarakt«. Die Flexibilität der Linse nimmt im Laufe der Jahrzehnte naturgemäß ab. Auch die Zusammensetzung der die Linse umgebenden Flüssigkeit kann sich verändern und so zur Trübung beitragen. Verklumpen die enthaltenen Proteine, fügen sie sich zu größeren Einheiten zusammen, streuen das einfallende Licht und verursachen so das schlechtere Sehen. Auch durch Sauerstoffradikale kann die Fehlsichtigkeit entstehen. Doch es gibt noch diverse andere Auslöser, die prinzipiell in jedem Lebensalter zum grauen Star führen können. Manchmal werden sogar Babys mit Katarakt geboren. Augenverletzungen, angeborene Augenfehlbildungen, Diabetes, Linsenstoffwechseldefekte und Mangelernährung begünstigen grauen Star.

Bemerkt wird die Erkrankung, deren Bezeichnung übrigens vom starren Blick Betroffener herrührt, nicht vom Singvogel, meist durch unscharfes, kontrastarmes Sehen und eine erhöhte Blendempfindlichkeit. Der Arzt stellt die Diagnose mithilfe einer sogenannten Spaltlampe; das Instrument gibt nicht nur Aufschluss darüber, ob, in welcher Schicht und in welchem Stadium eine Katarakt vorliegt, sondern informiert auch über die eventuelle Ursache.

Ein fortgeschrittener grauer Star kann meist nur durch eine Operation korrigiert werden. Diese stellt einen Routineeingriff dar und birgt gute Prognosen. Doch ein Eingriff bleibt sie natürlich trotzdem. Ist die Trübung durch Proteinklümpchen ausgelöst, handelt es sich hierbei um Verhärtungen, auf die Magnesium langfristig in vielen Fällen positiv einwirken kann. Auch für den funktionierenden Glukosestoffwechsel und die Insulinsensitivität ist ein ausgeglichener Magnesiumspiegel erforderlich. Beides gehört zu den Grundvoraussetzungen zur Vermeidung von Diabetes; die Zuckerkrankheit wiederum erhöht die Wahrscheinlichkeit, eine Katarakt zu entwickeln. Studien ergaben zudem, dass eine ausreichende Menge der Vitamine C, D und Betacarotin grauen Star zu 80 Prozent verhindern kann – sie benötigen Magnesium jedoch zur Aktivierung und Nutzung …

Die transdermale Therapie mit Magnesiumchloridlösung eignet sich daher auf vielen Ebenen zur Erhaltung der Augengesundheit. Das Öl sollte jedoch nicht in den Augen und in deren direkter Nähe angewendet werden!

Bei Cellulite: Das Bindegewebe kräftigen

Zunächst die gute Nachricht: Orangenhaut ist keine Krankheit und völlig schmerzlos. Es handelt sich bei den unschönen Dellen lediglich um ein kosmetisches Problem, das jedoch weit verbreitet ist: Bis zu 90 Prozent der Frauen sind davon betroffen, Männer deutlich seltener. Die ungerechte Geschlechterverteilung ist bedingt durch die unterschiedlich angeordneten Bindegewebsfasern bei Mann und Frau. Die weichere, flexiblere Haut der Frau bietet dem darunterliegenden Fettgewebe relativ wenig Widerstand, sodass es sich in die oberen Hautschichten vordrängeln und dort die typischen Beulen verursachen kann.

Übrigens: Mit Cellulitis hat Orangenhaut nichts zu tun! Hierbei handelt es sich – erkennbar an der Endung »itis«, die für entzündliche Erkrankungen steht – um eine meist bakterielle Entzündung des Unterhautfettgewebes. Hieran erkranken Männer ebenfalls …

Zwar wird Übergewicht häufig als Ursache für Cellulite genannt, dies ist jedoch faktisch nicht richtig. Auch sehr schlanke Frauen können Dellen bekommen. Allerdings kann sich die Ausprägung der Orangenhaut mit zunehmenden Pfunden verstärken. Neben Sport zur Gewebestraffung sind auch Wechselduschen hilfreich; wer die Beulen flach halten will, sollte auf Nikotin, intensive UV-Strahlung und Alkohol verzichten. Studien belegen, dass Stress dazu führen kann, dass sich die Fettzellen aufblähen: Magnesium als Salz der inneren Ruhe ist ein optimaler Begleiter zur Senkung der Anspannung. Zudem gilt Vitamin C als entscheidender Gegenpol der Cellulite, denn es hilft beim Aufbau von Kollagen im Bindegewebe. Und Vitamin C braucht, wie Sie wissen, Magnesium zur Entfaltung seines Potenzials. Das Mineral trägt ebenfalls zur Entsäuerung des Organismus bei; basische Ernährung wiederum reduziert das Celluliterisiko und kräftigt das Bindegewebe. Eine hoch dosierte Magnesiumversorgung, zum Beispiel mit regelmäßigen lokalen Ölwickeln und -bädern, kann das in drei Stufen (1 leicht, 2 mittel, 3 schwer) unterteilte Orangenhautstadium sichtbar positiv beeinflussen.

Magnesiumöl in der praktischen Anwendung

Sprühen, einreiben, massieren: Die tägliche Nutzung

Magnesiumöl kann dem Körper auf verschiedene Weise zugeführt werden. Die transdermale Nutzung, sprich die Anwendung über die Haut, hat vielerlei Vorteile. Der wichtigste: Die Aufnahme beträgt hier bis zu 100 Prozent, während über den Magen-Darm-Trakt nur etwa 30 bis 60 Prozent genutzt werden. So lässt sich auch die zugeführte Menge besser kontrollieren.

Idealerweise sollten Sie das Öl auf frisch gereinigter Haut anwenden; Schweiß, Pflegeprodukte und andere Kosmetika können die Aufnahme reduzieren.

Die empfohlene Dosis Magnesium, die wir pro Tag zuführen sollten, unterscheidet sich je nach Quelle gravierend. Die Deutsche Gesellschaft für Ernährung bewegt sich mit 300 bis 400 mg für den durchschnittlichen gesunden Erwachsenen eher am unteren Rand. Empfehlungen anderer Experten, die sich ausgiebig mit der Wirkung des Mineralstoffs beschäftigten, wie etwa Dr. Mark Sircus oder Dr. Mildred Seelig, liegen häufig bei 600 bis 700 mg pro Tag. Wurde ein Mangel nachgewiesen, raten sie nicht selten zu deutlich mehr. Das Gute: Abgesehen von wenigen Ausnahmen (siehe dazu ab S. 85) ist eine Überdosierung von Magnesium kaum möglich; überflüssige Mengen scheiden wir einfach aus.

Magnesiumöl wird aus Magnesiumchlorid und Wasser hergestellt; die erhältlichen Lösungen variieren ebenfalls erheblich in ihrer Konzentration.

Wichtig zu wissen: 1 g Magnesiumchlorid enthält 11,95 Prozent reines Magnesium, sprich 119,5 mg. Wer das Öl selbst herstellt (siehe dazu ab S. 83), kann es in der gewünschten Konzentration anmischen. Beim Kauf einer fertigen Lösung – sie wird zum Beispiel in der Sättigung von 31 Prozent angeboten – können Sie diese durch die Zugabe von Wasser verdünnen.

Die betreffenden Hautpartien werden dann mit der benötigten Menge Magnesiumöl eingerieben beziehungsweise massiert; gerade am Anfang der Behandlung erwärmt sich die Haut dabei häufig und kann leicht kribbeln. Wird das Gefühl als unangenehmes Brennen wahrgenommen, sollte die Lösung weiter verdünnt werden. Um die tägliche Dosis reines Magnesium aufzunehmen, ist dann jedoch mehr Öl erforderlich. Dieses sollte auf mehrere Gaben verteilt werden; optimale Zeitpunkte sind morgens und abends nach dem Duschen. Nach rund 20 Minuten Einwirkzeit können eventuell verbliebene Rückstände bei Bedarf abgewaschen und die Haut eingecremt werden. Achtung: Verwenden Sie Magnesiumöl nicht auf frisch rasierter Haut; nach der Rasur etwa 24 Stunden mit der Anwendung warten, um Brennen und Hautirritationen zu vermeiden. Auch das sanfte Aufsprühen der Lösung ist möglich; hier sollten Sie jedoch vorab die erforderliche Anzahl von Sprühstößen zur Verteilung der gewünschten Menge austesten. Unabhängig davon, welche Methode Sie wählen: Steigern Sie die Dosen/Konzentration erst nach und nach, geben Sie Ihrer Haut ein wenig Zeit, sich an die Anwendung zu gewöhnen!

Ölbad und Ölwickel: Darauf sollten Sie achten

Bäder und Umschläge mit Magnesiumöl sind eine angenehme und wirkungsvolle Art, Magnesium zuzuführen. Wer zu empfindlicher Haut neigt oder nicht gern badet, wählt ein Fußbad: 6 g Magnesiumchlorid in 5 Liter körperwarmes Wasser geben und die Füße 20 Minuten bis eine halbe Stunde darin baden. Bei einem Vollbad – es reicht, wenn Ihr Körper dabei gerade mit Wasser bedeckt ist – sollten Sie insbesondere bei empfindlicher Haut und ohne nachgewiesenen Magnesiummangel eine 1-prozentige Magnesiumchloridlösung (maximal 3-prozentig) wählen. Diese wird überwiegend als hautangenehm empfunden und kann gerade vor dem Zubettgehen die erholsame Nachtruhe unterstützen. Meist bleiben bei dieser Solekonzentration keine Rückstände auf der Haut zurück; falls doch, einfach zum Schluss kurz abduschen. Insgesamt ist eine Badedauer von 20 bis 30 Minuten einzuplanen; etwa zwei Bäder pro Woche unterstützen die Versorgung mit transdermalen Magnesium optimal.

Bei Gelenkschmerzen, bei Hautproblemen, bei Bindegewebsschwäche: Viele Indikationen sprechen auch für einen Umschlag mit Magnesiumöl. Hierfür wird ein Leinen- oder Baumwolltuch in der nach Wunsch konzentrierten Lösung – für kurze Wickeldauer bis zu 3-prozentig, bei geplanter Anwendung über Nacht 1-prozentig – getränkt und dann um die betroffene Körperpartie gelegt. Eventuell mit Frischhaltefolie umwickeln; mindestens ein bis zwei Stunden wirken lassen. Bei guter Verträglichkeit darf ein Wickel Sie über die nächtliche Schlafenszeit begleiten. Achtung: Bei Wunden und gereizten Partien sollten Sie von einer Anwendung mit Magnesiumöl absehen beziehungsweise eine andere Hautstelle nutzen.

Wussten Sie eigentlich, dass Magnesiumöl natürlich desodorierende Eigenschaften besitzt? Sie können es, etwa in Sprayform, hervorragend als alternatives und gesundes Deodorant verwenden.

Das Öl selbst herstellen: So geht's

Magnesiumchlorid beziehungsweise Magnesiumchloridhexahydrat können Sie als fertiges Magnesiumöl erwerben; meist handelt es sich bei der wässrigen Lösung dann um die gesättigte 31-prozentige Variante. Diese hat eine stark ölige Konsistenz, da sie aus 69 Teilen Wasser und 31 Teilen Magnesiumchlorid besteht. Wer sich intensiv mit Magnesium versorgen möchte, kann die Lösung unverdünnt benutzen; hierbei sind jedoch Hautreaktionen möglich, wenn Sie eine sensible Haut haben. Auf empfindlichen Partien wie den Innenseiten der Oberschenkel ist ein geringer konzentriertes Öl – hierfür das Öl entsprechend mit Wasser mischen – häufig angenehmer in der Anwendung.

Für zum Beispiel Einreibungen sowie die orale Einnahme hat sich die 3-prozentige Sole bewährt: Sie wirkt weniger reizend und schmeckt nicht mehr so bitter. Auch zur Massage beziehungsweise wenn das Öl etwas fester in die Haut eingearbeitet werden soll, ist die Konzentration gut geeignet. Achten Sie jedoch auf Ihre Tagesdosis, denn je stärker Sie verdünnen, umso geringer ist der prozentuale Anteil reinen Magnesiums.

Wenn Sie das Öl selbst herstellen möchten, was häufig die günstigste Möglichkeit darstellt, benötigen Sie kristallines Magnesiumchloridhexahydrat, das Sie etwa in der Drogerie oder Apotheke erwerben können. Knapp 12 Prozent der Substanz sind reines Magnesium, der Rest besteht aus kristallinem Wasser und Chloridverbindungen. Lösen Sie nun 30 g des Magnesiumchlorids in 1 Liter lauwarmem Wasser auf (wer eine stärkere Konzentration wünscht, kann bis zu 40 g wählen). Es gilt die Faustregel: In 1 g Magnesiumchlorid stecken 119,5 mg reines Magnesium. Bedeutet, in 1 Liter Wasser, das mit 30 g Magnesiumchlorid angereichert wurde, befinden sich 3585 mg reines Magnesium beziehungsweise 3,585 g. Möchten Sie täglich etwa 350 mg zuführen, sind demnach 100 Milliliter der Lösung (äußerlich auftragen, entspricht 358,5 mg) ausreichend. Bei einer Wunschversorgung mit circa 700 mg pro Tag sind analog fast 200 Milliliter – sie enthalten 717 mg Magnesium – erforderlich. Probieren Sie dann eventuell eine höher konzentrierte Variante aus.

Achtung, aufpassen: Gegenanzeigen für die Magnesiumöltherapie

Der Mensch benötigt Magnesium für unzählige Prozesse im Körper, und viele von uns nehmen aus verschiedenen Gründen zu wenig von dem Mineral auf. Eine intensive Versorgung mit Magnesiumöl füllt die geleerten Depots in Muskeln und Knochen auf; mit Nebenwirkungen, abgesehen von eventuellen Hautirritationen zu Beginn und bei innerlicher Anwendung unter Umständen weicherem Stuhl, ist nicht zu rechnen. Der Grund: Sollte es zu einem Zuviel an Magnesium kommen, scheidet der Organismus die nicht benötigte Menge einfach wieder aus. Eine Überversorgung ist daher beim gesunden Menschen kaum zu befürchten – bei einigen Erkrankungen sieht das jedoch anders aus.

Wenn Sie unter einer Nierenfunktionsstörung leiden, kann ein möglicher Überschuss nicht ausreichend ausgeleitet werden. Die Substitution des Minerals sollte hierbei deshalb auf keinen Fall ohne Absprache mit dem behandelnden Arzt stattfinden. Das Gleiche gilt bei einer Unterfunktion der Nebennierenrinde (»Morbus Addison«). Die Muskelerkrankung Myasthenia gravis und Reizleitungsstörungen des Herzens machen vor einer eventuellen Anwendung ebenfalls ein Gespräch mit Ihrem Therapeuten erforderlich.

Zudem kann Magnesium Wechselwirkungen mit anderen Medikamenten verursachen: Wenn Sie zum Beispiel Abführmittel, Herzglykoside, Präparate gegen Herzrhythmusstörungen, Entwässerungsmittel, bestimmte Antibiotika wie Tetracycline, Muskelrelaxanzien oder Blutdrucksenker einnehmen, sollten Sie vor der Magnesiumanwendung grundsätzlich das Einverständnis Ihres Arztes einholen.

Da Cortison bei längerer Einnahme häufig die Hautbeschaffenheit verändert, kann es bei der Anwendung von Magnesiumöl zu Reizungen kommen. Eine geringer konzentrierte Sole und/oder die Aufnahme über ein Fußbad sind gegebenenfalls die Alternative.

Magnesiumgehalt in Lebensmitteln: Eine Übersicht

LEBENSMITTEL	PORTIONSGRÖSSE (GRAMM)	MAGNESIUMGEHALT PRO PORTION (MILLIGRAMM)
Fisch		
Seezunge	150	74
Steinbutt	150	68
Hering	150	47
Karpfen	150	45
Lachs	150	44
Forelle	150	41
Früchte		
Brombeeren	200	60
Himbeeren	200	60

Kiwi	200	48
Erdbeeren	200	44
Banane	130	42
Ananas	200	34
Orange	200	29
(Pseudo-)Getreide, Nüsse und Kerne		
Hirse	100	170
Pumpernickel	175	140
Sonnenblumenkerne	30	126
Weizenkeime	50	125
Weizenschrot- und Weizenvollkornbrot	175	105
Roggenschrot- und Roggenvollkornbrot	175	95
Haferflocken	60	83
Pinienkerne	30	81
Mandeln	30	81
Gerstengraupen	60	75
Naturreis	60	71
Erdnüsse	30	48
Sesam	10	37
Leinsamen	10	35
Gemüse und Hülsenfrüchte		
Erbsen, grün	200	60
Grünkohl	200	60
Spinat	100	58
Artischocken	200	52
Kartoffeln	250	50
Fenchel	100	49
Brokkoli	200	48
Schwarzwurzeln	200	46
Tofu	150	45
Rosenkohl	200	44

Quelle: http://www.lifeline.de/ernaehrung-fitness/gesund-essen/magnesium-haltige-lebensmittel-id145461.html

Quellenverzeichnis

Brigitte Hamann: Magnesiumöl. Das Wundermineral einfach & effektiv über die Haut aufnehmen, Rottenburg 2015

Magnesium unter der Lupe

Nicola Reavley: New Encyclopedia of The New Encyclopedia of Vitamins, Minerals, Supplements, and Herbs: A Completely Cross-Referenced User's Guide for Optimal Health, o. O. 1998

http://www.magnesium-ratgeber.de/magnesiummangel/was-ist-magnesium/

http://www.wissen.de/wortherkunft/magnesium

http://www.magnesiumhilfe.de/faq.php?q_lang=de

http://www.professor-proto.de/elemente/mg-magnesium/

http://periodensystem-elemente.de/magnesium/

https://www.ugb.de/ernaehrungsplan-praevention/magnesium-stress-erhoeht-bedarf/?magnesium-mineralstoffe

https://www.dge.de/wissenschaft/referenzwerte/magnesium/

http://www.deutsche-handwerks-zeitung.de/der-druck-steigt-viele-deutsche-sind-gestresst/150/3099/212887

http://www.schlossapotheke.de/apotheke/ratgeber/14.htm

http://www.mgwater.com/seelig.shtml

http://www.medizin-welt.info/aktuell/Magnesium-ist-lebenswichtig/35

http://www.heilpraxisnet.de/symptome/magnesiummangel.html

http://www.zechstein-magnesium-oil.com/de/magnesiummangel

http://www.magnesium-ratgeber.de/magnesiummangel/ursachen-fuer-magnesiummangel/

http://www.netdoktor.de/laborwerte/magnesium/magnesiummangel/

http://www.meine-gesundheit.de/magnesiummangel

http://www.netdoktor.de/laborwerte/magnesium/

http://www.internisten-im-netz.de/de_magnesium_1375.html

http://www.magnesium-ratgeber.de/magnesium-einnahme/bioverfueg-barkeit-anwendungsdauer-magnesium/

http://www.j-lorber.de/gesund/magnesium/magnesiumchlorid.htm

http://www.gesundheitswerkstatt-detmold.de/index.php/gesundheitstipps/magnesiumchlorid

http://www.medizinfo.de/arzneimittel/begriffe/bioverfuegbarkeit.shtml

http://www.paleo-minerals.com/de/

http://www.cnelm.com/NutritionPractitioner/Issues/Issue_11_1/Articles/7%20Transdermal%20Mg%20revised2.pdf

Hauptaufgaben des Minerals

http://www.fem.com/gesundheit/news/was-tun-bei-magnesiummangel-magnesium-ist-ein-muss

http://www.gesundheit.com/gc_detail_7_vitumin39_7.html

http://www.onmeda.de/naehrstoffe/vitamin_c-funktion-im-koerper-2256-2.html

http://www.apotheken-umschau.de/Haut/Vitamin-D-166123.html

http://info.kopp-verlag.de/medizin-und-gesundheit/gesundes-leben/ethan-evers/magnesium-erhoeht-die-schutzwirkung-von-vitamin-d.html

http://www.medizinfo.de/labormedizin/elektrolyte/magnesium.shtml

http://www.fuersie.de/gesundheit/gesund/artikel/enzymtherapie-jungbrunnen-fuer-den-organismus

http://www.mmnews.de/index.php/i-news/15827-magnesium-der-gute-geist-im-stoffwechsel

http://www.semmelweis.de/pdf/13_seeger_magnesium.pdf

http://www.zechstein-magnesium-oil.com/de/bedeutung-von-magnesium

http://www.orthoknowledge.eu/magnesium/

http://www.keimling.de/roh-und-naturkost/naehrstoffe/naehrstoffe_enzyme

http://www.magnesium.de/

http://www.livestrong.com/article/531970-is-magnesium-essential-to-hormone-balance/

http://www.zentrum-der-gesundheit.de/magnesiummangel-diabetes.html

http://www.aponet.de/gesundheit-und-beruf/insulin-braucht-magnesium.html

http://flexikon.doccheck.com/de/Neurotransmitter

http://www.onmeda.de/anatomie/9_dopamin.html

http://flexikon.doccheck.com/de/Wasser-Elektrolyt-Haushalt

http://www1.wdr.de/fernsehen/quarks/koerper-wasserhaushalt100.html

http://www.onmeda.de/ernaehrung/wasserhaushalt_koerper.html

http://www.netdoktor.de/Diagnostik+Behandlungen/Laborwerte/Elektrolyte-und-Mineralstoffe-2153.html

http://www.nutri-facts.org/ger/mineralstoffe/magnesium/gesundheitsfunktionen/

http://www.strunz.com/de/news/reicht-ihre-energie-fuer-den-sport.html

http://edubily.de/magnesium/

http://www.magnesium-ratgeber.de/magnesiummangel/magnesium-mineralstoff-menschlicher-koerper/

http://www.hdg-hollerbach.de/mitochondriopathie.html#link02

Magnesiumöl für das allgemeine Wohlbefinden

http://www.nature.com/ejcn/journal/v57/n10/full/1601689a.html

http://www.gesundheitswerkstatt-detmold.de/index.php/gesundheitstipps/magnesiumchlorid

http://www.medizinfo.de/haematologie/anatomie/leukozyten.shtml

https://www.qi-2.com/wissen/kategorie/regeneration/artikel/schlaf-gut-stark-ueber-nacht/

http://www.fitonic.net/Regeneration/die-passive-erholungsmethode-schlafen.html

www.brigitte.de/gesund/gesundheit/zu-wenig-schlaf-folgen-1217390/

http://de.statista.com/statistik/daten/studie/71298/umfrage/deutschland-haeufigkeit-von-schlafstoerung/

http://www.magnesium-ratgeber.de/tipps/magnesium-bei-schlafstoerungen/

http://www.gesundheitswerkstatt-detmold.de/index.php/gesundheitstipps/magnesiumchlorid

http://www.nature.com/nature/journal/v190/n4774/abs/190456b0.html

http://krisenfrei.de/magnesium-das-essentielle-mineral/

http://www.dmkg.de/node/66

http://www.schmerzklinik.de/service-fuer-patienten/migraene-wissen/vorbeugung/

http://www.kopfschmerzen.net/migraene/magnesium-in-der-migraene-prophylaxe-471112/

http://www.cellnutrition.de/migraene-mithilfe-von-magnesium-verhindern/

http://www.netdoktor.de/krankheiten/medikamenteninduzierter-kopfschmerz/

http://www.magnesium-ratgeber.de/tipps/magnesium-bei-migraene/

http://immunendokrinologie.de/html/magnesium.html

Magnesiumöl für gesunde Knochen und Muskeln

http://www.netdoktor.de/krankheiten/arthrose/

http://www.magnesium-ratgeber.de/tipps/magnesium-bei-arthrose-das-sollten-sie-beachten/

http://www.arthrose.de/arthrose/haeufigkeit.html

http://www.dr-feil.com/arthrose/woher-arthrose.html

http://www.enveda.de/Weit-verbreitete-Irrtuemer-Osteoporose-und-Calcium-Mangel

http://flexikon.doccheck.com/de/Calcitriol

http://www.medizinfo.de/annasusanna/osteoporose/knochenstoffw.htm

http://www.ncbi.nlm.nih.gov/pubmed/11344047

http://www.onmeda.de/symptome/muskelkraempfe-ursachen-9871-2.html

http://magnesiumoel.info/magnesiumoel-anwendung-wirkung

http://www.strunz.com/de/news/magnesium-zum-dritten.html

http://www.gesundheit.de/ernaehrung/naehrstoffe/mineralstoffe-und-spurenelemente/magnesium

http://www.dasschlafmagazin.de/wegezumgesunden-schlaf/archiv/ausgewaehlte-artikel/restless-legs.html

http://www.restless-legs.org/

http://www.apotheken-umschau.de/Rheumatoide-Arthritis/Rheumatoide-Arthritis-Therapie-18908_5.html

http://www.internisten-im-netz.de/de_was-ist-rheumatoide-arthritis_166.html

http://www.medizinfo.de/rheuma/arthritis/rheumatoide_arthritis_krankheitsbild.shtml

http://www.rheumanet.org/content/m2/k1/k11/Artikel625.aspxx

Magnesiumöl für den Stoffwechsel und die Verdauung

http://www.fem.com/gesundheit/news/magnesiummangel-stoppt-den-diaet-erfolg

http://institut-vmv.de/news/nachrichtenleser/magnesium-beeinflusst-zuckerstoffwechsel-und-diabetesrisiko

http://www.aponet.de/gesundheit-und-beruf/insulin-braucht-magnesium.html

https://www.dzd-ev.de/cs/diabetes-die-krankheit/zahlen/index.html

http://www.diabetes-heute.uni-duesseldorf.de/news/index.html?TextID=3967

http://www.aerztezeitung.de/medizin/krankheiten/diabetes/article/490215/reduziert-magnesium-diabetes-risiko.html

http://www.diabetes-heute.uni-duesseldorf.de/fachthemen/insulinresistenz/index.html?TextID=969

http://www.saeure-basen-ratgeber.de/grundlagen/saeure-basen-haushalt-einfach-erklaert/

https://www.ugb.de/ernaehrungsplan-praevention/saeure-basen-haushalt/

http://wundermittel-natur.blogspot.de/2014/06/magnesiumchlorid-der.html

http://vitamine-ratgeber.com/aminosaeuren/glutathion/

http://www.glutathion.de/de/glutathion-ueberblick-wirksamkeit.html

http://www.presseportal.de/pm/61937/2384742

http://www.gesundheits-fakten.de/magnesium-gegen-verstopfung-hilfreich-oder-nicht/

http://www.deutsche-seniorenliga.de/aktuelles/pressemeldungen/240-hart-naeckige-verstopfung-mit-dem-arzt-besprechen.html

http://gesundheitsratgeber-gallensteine.de/buch/ernaehrung.htm

http://www.sanitudo.com/de/gallensteine.html

http://www.apotheken-umschau.de/Nierensteine

http://www.patientenleitlinien.de/Gallensteine/gallensteine.html

http://www.netdoktor.de/krankheiten/nierensteine/

http://www.onmeda.de/krankheiten/gallensteine.html

http://www.nature.com/ajg/journal/v103/n2/full/ajg20085073a.html

http://www.mgwater.com/rod16.shtml

http://www.ncbi.nlm.nih.gov/pubmed/18076730

http://www.mg12.info/articles/kidney-stones.html

Magnesiumöl für die Frauengesundheit

http://www.frauenaerzte-im-netz.de/de_kopfschmerzen-kopfschmerzen-bei-der-frau_947.html

http://www.meine-gesundheit.de/regelschmerzen/gegen-regelschmerzen

http://flexikon.doccheck.com/de/Glatte_Muskulatur

http://www.apotheken.de/gesundheit-heute-news/article/menstruations-schmerzen/

http://ptaforum.pharmazeutische-zeitung.de/index.php?id=2677

http://www.onmeda.de/krankheiten/pms-definition-14470-2.html

http://www.alles-ueber-kinder.net/kinderwunsch.htm

http://www.magnesium-ratgeber.de/tipps/magnesium-bei-kinderwunsch/

http://www.magnesium-ratgeber.de/tipps/magnesium-um-schwanger-zu-werden-alles-wichtige/

http://www.t-online.de/eltern/schwangerschaft/kinderwunsch/id_17898274/kinderwunsch-wie-frauen-schnell-schwanger-werden.html

http://www.aminosaeure.com/aminosaeuren-und-ihre-anwendungsgebiete/wechseljahre.html

Avinash, S. S., Sreekantha & Manjunatha Goud, B. K. (2013), Magnesium Metabolism in Menopause, Nutrition and Diet in Menopause (S. 213-223)

Azlini, M. F., Suriah, A. R., Zaitun, Y., Kandiah, M., Chee, W. S. S., Chan, Y. M., & Chan, S. P. (2013), Calcium supplementation amongst postmenopausal women: effect on serum calcium, phosphorus and magnesium level, International Food Research Journal, Volume 20, issue 1, (S. 477-480)

http://www.gesundheit.de/familie/frauengesundheit/wechseljahre/osteoporose-in-den-wechseljahren

https://www.gesundheitsinformation.de/wechseljahrsbeschwerden.2171.de.html

http://www.apotheker.or.at/internet/oeak/newspresse.nsf/e2ebc1555d6a96e6c1257bce00324ab1/070a64865408c818c12571c70025bd33?OpenDocument

http://www.switamin.com/content.php?seite=seiten/das_hilft_bei.php&details=6

http://www.magnesium-ratgeber.de/anwendungsgebiete/regelbeschwerden-menstruation-magnesium/

http://www.koerperkompetenz.de/index.php/blog/item/172-die-pille-und-ihre-nebenwirkungen

Magnesiumöl für das Herz-Kreislauf-System

https://www.hochdruckliga.de/was-bringt-magnesium-bei-hypertonie.html

http://www.bluthochdruck-hilfe.net/magnesium-bluthochdruck.html

http://www.herzstiftung.de/Bluthochdruck.html

http://www.herzstiftung.de/Magnesiummangel-Kaliummangel.html

http://www.pharmazeutische-zeitung.de/index.php?id=58635

http://www.welt.de/gesundheit/article13204636/Das-sind-die-zehn-besten-Cholesterin-Senker.html

http://www.heilwasser-ratgeber.de/anwendungen/anwendungen-stoffwechsel/fettstoffwechsel-und-cholesterin/

https://www.vitaminexpress.org/de/magnesium-cholesterin

http://www.focus.de/gesundheit/ernaehrung/gesundessen/cholesterin/zwei-geschwister_aid_8408.html

http://www.niederrheinzeitung.de/magazine/gesundheit/9068-magnesium-gegen-arterienverkalkung

http://www.spitzbarts-gesundheitspraxis.de/praevention-therapie/herz-kreislauf/herzschutz-kleine-rezepte-fuer-ein-starkes-herz.html

http://www.netdoktor.de/krankheiten/arteriosklerose/

Leitzmann, Claus; Müller, Claudia u.a.: Ernährung in Prävention und Therapie. Ein Lehrbuch, Stuttgart 2009.

http://www.herzstiftung.de/pdf/zeitschriften/HH4_10_Kalium-Magnesium.pdf

http://www.aerztezeitung.de/panorama/ernaehrung/article/400256/metabolisches-syndrom-schuetzt-magnesium.html

Jinsong Wang et al., Dietary Magnesium Intake Improves Insulin Resistance among Non-Diabetic Individuals with Metabolic Syndrome Participating in a Dietary Trial. In: Nutrients 5 (10) 2013, S. 3919-3919, doi: 10.3390/ni5103910.

Marta Guasch-Ferré et al., Dietary Magnesium Intake Is Inversely Associated with Mortality in Adults at High Cardiovascular Disease Risk. In: Journal of Nutrition Vol. 144, Nr. 1, 2014, S. 55-60, doi: 10.3945/jn.113.183012.

http://www.internisten-im-netz.de/de_was-ist-ein-metabolisches-syndrom_647.html

http://flexikon.doccheck.com/de/Metabolisches_Syndrom

Magnesiumöl für die Seele

http://www.fitforfun.de/abnehmen/gesund-essen/depressionen-magnesium-kann-depressionen-verhindern_aid_11786.html

http://www.deutsche-depressionshilfe.de/stiftung/volkskrankheit-depression.php?r=

http://www.tz.de/leben/gesundheit/depression-das-meta-1573977.html

http://www.spiegel.de/gesundheit/diagnose/raetselhafter-patient-depression-durch-hormonstoerung-nach-saeureblocker-a-1000207.html

http://www.presseportal.de/pm/61937/2766656

http://www.adhs-deutschland.de/Home/ADHS/Ernaehrung/Hypoglykaemien-Umweltgifte-und-Mikronaehrstoffdefizite.aspx

http://www.adhs.de/1sympt.html

http://www.pharmazeutische-zeitung.de/index.php?id=pharm4_07_2005

http://www.magnesium.de/im-fokus/adhs-symptome-und-magnesium-mangel/?pflichttext=true&gclid=Cj0KEQiAvJS3BRDd44fjndyii6MBEiQAN4EkPR__wXYmt_0J_A-i-b86KTQLUvt8PAhRxFifiKI1bhQaAptb8P8HAQ

http://www.adhs-deutschland.de/Home/ADHS/ADHS-ADS/Haeufigkeit.aspx

http://www.mein-magnesium.de/magnesiumoel-anwendung/magnesium-oel-fehler

https://www.dge.de/wissenschaft/referenzwerte/magnesium/

http://www.strunz.com/de/news/magnesium-salz-der-inneren-ruhe.html

http://www.dr-neidert.de/biomed/304-magnesiummangel-symptome-und-ursachen

http://www.docjones.de/krankheiten/nervositaet-unruhe

http://www.deutsche-gesundheits-nachrichten.de/2014/07/04/magnesium-hilft-bei-der-bewaeltigung-von-stress/

https://www.vitaminexpress.org/de/magensium-stress

http://www.menshealth.de/artikel/mit-magnesium-gegen-stress.104227.html

https://www.uni-bielefeld.de/Benutzer/MitarbeiterInnen/Gesundheit/neu/stress_warnsignale.html

https://www.tk.de/centaurus/servlet/contentblob/590188/Datei/115474/TK_Studienband_zur_Stressumfrage.pdf

http://www.centeredlearning.de/.stress-management/stressarten/#filter

http://www.netdoktor.at/krankheit/folgen-von-stress-5268

https://www.vitaminexpress.org/de/magensium-panikattacken

http://www.diagnostisches-centrum.de/index.php/publikationen.html?id=652

http://www.naturklinik.com/de/publikationen/2007/angsterkrankungen-orthomolekular-behandeln.php

http://www.netdoktor.de/krankheiten/panikstoerung/

http://www.ncbi.nlm.nih.gov/pubmed/16955721

http://www.welt.de/gesundheit/article138568439/So-gefaehrlich-sind-die-beliebtesten-Medikamente.html

http://www.magnesiumhilfe.de/faq.php?q_lang=de&q_type=print

http://www.gesundheit.de/ernaehrung/naehrstoffe/mineralstoffe-und-spurenelemente/magnesium

http://www.spiegel.de/gesundheit/psychologie/somatopsychologie-wenn-der-koerper-die-seele-krank-macht-a-864702.html

Magnesiumöl für weitere Indikationen

http://www.onmeda.de/krankheiten/fibromyalgie-therapie-1543-7.html

http://ptaforum.pharmazeutische-zeitung.de/index.php?id=8064

http://www.magnesium.de/im-fokus/therapie-der-fibromyalgie-magnesium-mangel-beruecksichtigen/

Bagis S. et al. Is magnesium citrate treatment effective of pain, clinical parameters and functional status in patients with fibromyalgia? Rheumatol Int. 2013;167-172.

http://www.onmeda.de/krankheiten/fibromyalgie-therapie-1543-7.html

https://www.thieme.de/de/gesundheit/magnesium-tinnitus-45129.htm

http://www.spitzbarts-gesundheitspraxis.de/mentale-staerke/stress-praevention/stressfolge-tinnitus-magnesium-und-entspannung-schuetzen-sie-vor-ohrinfarkten.html

http://www.ncbi.nlm.nih.gov/pubmed/22249877

http://www.psoriasis-bund.de/ueber-psoriasis/

http://flexikon.doccheck.com/de/Psoriasis

http://www.t-online.de/ratgeber/gesundheit/krankheiten/id_46467610/grauer-star-was-tun-wenn-sich-die-augenlinse-truebt-.html

http://www.netdoktor.de/krankheiten/grauer-star/

http://www.drstrunz.de/aktuelles/080410_grauer_star.html

http://www.medizinfo.de/annasusanna/celltips.htm

http://www.freundin.de/33-tipps-gegen-cellulite-tipp-22-bis-33-54749.html

https://www.tk.de/tk/krankheiten-a-z/krankheiten-c/cellulite/27082

Magnesiumöl in der praktischen Anwendung

http://www.pharmawiki.ch/wiki/index.php?wiki=Magnesiumchlorid

https://de.wikipedia.org/wiki/Magnesiumchlorid

http://www.jlorber.de/gesund/magnesium/magnesiumchlorid.htm#Gebr%C3%A4uchliches%20Magnesium%C3%B6l%20mit%2033%20g%20Magnesiumchlorid%20Hexahydrat%20auf%201%20Liter%20Wasser

http://magnesiumoel.info/magnesiumoel-anwendung

http://www.mein-magnesium.de/magnesiumoel-anwendung/magnesium-chlorid-vollbad

http://dasprinzipgesundheit.com/tag/magnesiumchlorid/

http://gesundwege.com/der-effektivste-weg-um-dein-magnesiumlevel-auszugleichen/

http://www.naturheilpraxis-eden.ch/magnesium-chlorid-anwendung-und-wirkung/

http://www.j-lorber.de/gesund/magnesium/magnesiumchlorid.htm#Wo%20ist%20Magnesiumchlorid%20zu%20bekommen?

http://magnesiumoel.info/magnesiumoel-selbst-herstellen

http://www.mein-magnesium.de/magnesiumoel-anwendung/magnesium-oel-wann

http://dasprinzipgesundheit.com/tag/magnesiumchlorid/

http://www.ganz-offen.de/2014/04/magnesium/

http://www.magnesium-ratgeber.de/magnesium-einnahme/magnesium-wechselwirkungen-kontraindikationen/

http://www.onmeda.de/Wirkstoffe/Magnesium/wechselwirkungen-medikament-10.html

https://www.dr-gumpert.de/html/magnesium.html#c82141

http://www.lifeline.de/ernaehrung-fitness/gesund-essen/magnesium-haltige-lebensmittel-id145461.html